図解

眠れなくなるほど面白い

内臓脂肪の話

栗原クリニック 東京・日本橋院長

栗原 毅 監修

Takeshi Kurihara

日本文芸社

はじめに

ぽっこりと出てしまったお腹が気になりませんか？

新型コロナウイルスの蔓延《まんえん》により内臓脂肪が気になる人が急増しています。「食べ過ぎや飲み過ぎ、それに加えて運動不足」であることはわかっていても、なかなか痩せられないのが現実です。

なぜ、たまるのか、なぜ、怖いのか。まずは、内臓脂肪がたまる仕組みとそのリスクを理解しましょう。その上で、内臓脂肪を落とす方法を身につけるのです。難しいことは何もありません。継続すれば内臓脂肪も実に簡単に取り除くことができ、健康的な毎日を手に入れられます。

内臓脂肪の特徴は「つきやすく、落としやすい」こと。内臓脂肪がたまるのは主に、米・めん・パン・果物などの「糖質」のとり過ぎによります。糖質は肝臓で中性脂肪に合成され、エネルギー源となりますが、エネルギーとして消費されなかった中性脂肪が内臓脂肪として蓄積されてしまうのです。

また、内臓脂肪はメタボリックシンドロームの原因にもなります。内臓脂肪はただの脂肪ではありません。放置しておくと三大生活習慣病「高血圧」「糖尿病」「脂質異常症」を招いてしまいます。内臓脂肪はまさに怖い病気を引き起こす「命の危険信号」なのです。

本書では〝これならできる〟内臓脂肪の減らし方をご紹介いたします。コロナ時代を健康で生き抜くための知恵もちりばめています。

内臓脂肪を知り、ためこまない生活を目指していきましょう。

栗原クリニック東京・日本橋院長　栗原 毅

2 はじめに

第1章 内臓脂肪を減らすのに運動はいらない

10 ぽっこりお腹の正体って何?
12 内臓脂肪は中年以降が危険信号
14 内臓脂肪増加の犯人は糖質だった!
16 カロリーを気にする人ほど糖質をとっている!?
18 内臓脂肪がたまるまでのプロセス
20 肥満はたんぱく質不足が原因?
column
22 太りやすいのはどっち?

第2章 放っておくと怖い内臓脂肪の脅威

24 脂肪肝を治さなきゃ痩せられない!?

26 痩せている人もお酒を飲まない人も脂肪肝になる
28 脂肪肝かどうかは健康診断のALT（GPT）、AST（GOT）で即わかる
30 注意しておきたい健康診断の数値／病名と診断基準
32 まずは1週間で脂肪肝を治す
34 男女で違う脂肪のつき方
36 内臓脂肪が招く最悪の結末
38 ホントにヤバい糖尿病と合併症
40 中性脂肪がたまる ＝ 血液ドロドロ
column
42 糖質オフをすれば認知症も予防できる！

第3章 驚くほどお腹が凹む最強の食べ方

44 「食事バランスガイド」はバランスが悪い？
46 糖質を控えて痩せるメカニズム
48 内臓脂肪が一気に減る糖質ちょいオフ

50 糖質制限をし過ぎると招く〝低栄養性脂肪肝〟
52 ゆっくりよく噛んで食べるのがよい最強の理由
54 食べる順番は食物繊維↓たんぱく質↓水分↓糖質
56 理想の食事時間は10時〜19時
58 肉と卵は積極的に食べるべし
60 内臓脂肪を減らすには〝サバ缶と納豆〟
62 海藻ときのこは究極の食材
64 よい野菜と悪い野菜
66 大さじ1杯のお酢が内臓脂肪も体調不良も撃退
68 高カカオチョコレートが内臓脂肪を減らす
70 飲むだけで痩せる!? 緑茶最強説
72 老化を招くAGEにご用心
74 実はヘルシーじゃない！ 控えるべき食べ物
column
76 歯みがきをすると痩せる？

第4章　外食、飲み会を賢く乗り切る

78　外食でも太らないメニュー選び
80　これを選べば大丈夫！　牛丼・焼肉店編
82　これを選べば大丈夫！　イタリアン・中華料理編
84　内臓脂肪を減らすコンビニ活用術
86　お酒＋糖質は内臓脂肪増加一直線
88　お酒を飲みながらでも内臓脂肪を減らすコツ
90　飲み会前に食べておくべきもの
92　蒸留酒の中でよいお酒、悪いお酒
94　痩せるおつまみの選び方
96　シメのラーメンが命取りに！
98　体への負担大！　高アルコール度数の缶チューハイ
100　ゆっくり家飲みのすすめ
102　糖質ゼロでもお酒を飲み過ぎると痩せない!?

104 アルコールは筋肉を分解するってホント？
column 106 痩せるだけじゃない！ 緑茶のすごい力

第5章 無理なく続く！ 内臓脂肪が落ちる生活習慣

108 まずは記録をとろう
110 健康診断1週間前からでも効果は出る
112 健康診断1週間前プログラム 食事編／生活習慣編
114 男性は2ヶ月、女性は3ヶ月後から変化する
116 1ヶ月マイナス500グラムが理想
118 運動はスクワットだけやればいい！
120 内臓脂肪燃焼スロースクワット
122 ストレスは内臓脂肪のもと
124 よい睡眠がすべてを解決する
126 おわりに

第1章

内臓脂肪を減らすのに運動はいらない

ぽっこりお腹の正体って何？

内臓周辺の脂肪が生活習慣病の原因に

ぽっこり突き出したお腹や年々増えていくウエストサイズ……お腹まわりの脂肪に悩まされている人は少なくないでしょう。

ぽっこりお腹の原因は、「内臓脂肪」と呼ばれている脂肪の蓄積です。内臓脂肪とはその名のとおり、内臓の周囲、腸などの消化管を固定している膜にたまる脂肪。たまり過ぎた状態は「内臓脂肪型肥満」といわれ、そのシルエットがリンゴに似ていることから「リンゴ型肥満」とも呼ばれています。

そもそも体につく脂肪には3種類あり、内臓脂肪のほかにまず「皮下脂肪」があります。皮下脂肪は皮膚のすぐ下につく脂肪で、腰から太ももにかけて蓄積しやすいという特徴があります。過剰にたまった状態は「皮下脂肪型肥満」、あるいはそのシルエットから「洋ナシ型肥満」と呼ばれています。

もうひとつは「異所性脂肪」です。体のたまるべきではない場所、筋肉や臓器についた脂肪のことをいいます。

厚生労働省は腹囲をメタボリックシンドローム（心臓病や脳卒中などになりやすい病態）の診断基準のひとつとしていますが、これは内臓脂肪が健康を害する物質を放出することがわかっているから。**ぽっこりお腹は生活習慣病を引き起こす危険信号**ともいえるのです。

体にたまる主な脂肪

人体の約20％が脂肪でできており、大きく内臓脂肪、皮下脂肪、異所性脂肪の3つがあります。その中で最も落としやすいのが内臓脂肪です。

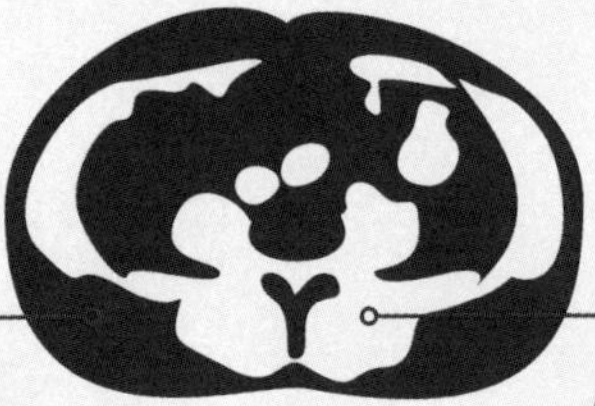

つまめる！ ▼

皮下脂肪 < 内臓脂肪

つまめない！ ▼

皮膚の下につく脂肪です。体温の維持やエネルギーの蓄積、外部の圧力から身を守るなどの役割があります。

皮下脂肪の下、腸などの消化管を固定している膜にたまる脂肪です。たまり過ぎると様々な病気の原因になります。

ついたらやっかい！ ▼

異所性脂肪

危険度 大！

筋肉や臓器の細胞に直接つく脂肪です。健康に悪影響があり、外見にあらわれにくいため隠れ肥満の原因にもなります。

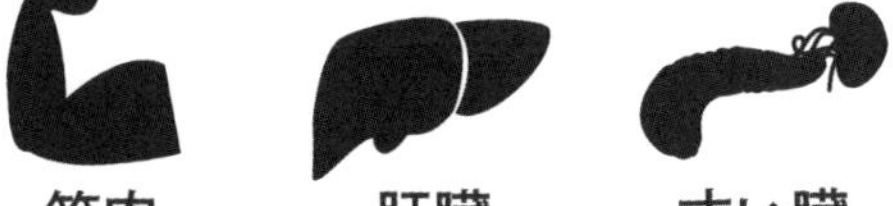

＼ こんなところにつきやすい！ ／

内臓脂肪は中年以降が危険信号

女性ホルモンと筋肉量が減少

内臓脂肪の特徴のひとつとして、加齢とともにつきやすくなることが挙げられます。

特に女性は**45～55歳前後で閉経すると、それ以前の２倍の速さで内臓脂肪が蓄積していく**といわれています。女性ホルモンは妊娠・出産に関わる骨盤内の臓器を守るため、腰のまわりを中心に皮下脂肪をためるよう働くのですが、閉経後は分泌量が減少します。皮下脂肪がたまりにくくなり、その分内臓脂肪がたまりやすくなるのです。

男性であっても「中年太り」という言葉があるように、加齢とともに内臓脂肪がつきやすくなります。その原因は筋肉が落ちて基礎代謝量が減ることにあります。基礎代謝量とは、心臓を動かす、呼吸をする、体温を保つ……といったように生命を維持するために消費するエネルギー量のこと。そのエネルギーは主に筋肉が脂肪などを燃焼することでつくられるのですが、**加齢に伴って筋肉量が減っていくために脂肪がエネルギーに変えられず蓄積しやすくなる**のです。

女性の場合、過度なカロリー制限や糖質制限をするなどのダイエットによって筋肉量が落ち、基礎代謝量が減って内臓脂肪が増えているというケースもあります。

また40歳前後になると、体重は標準値でも内臓に脂肪をため込んで体脂肪率が高い「隠れ肥満」の人も増えていきます。

女性ホルモン（エストロゲン）の分泌量の変化

女性は40代以降、女性ホルモン（エストロゲン）の分泌量が急激に下がり、内臓脂肪や異所性脂肪がつきやすい体質になっていきます。

エストロゲン量の変化のイメージ

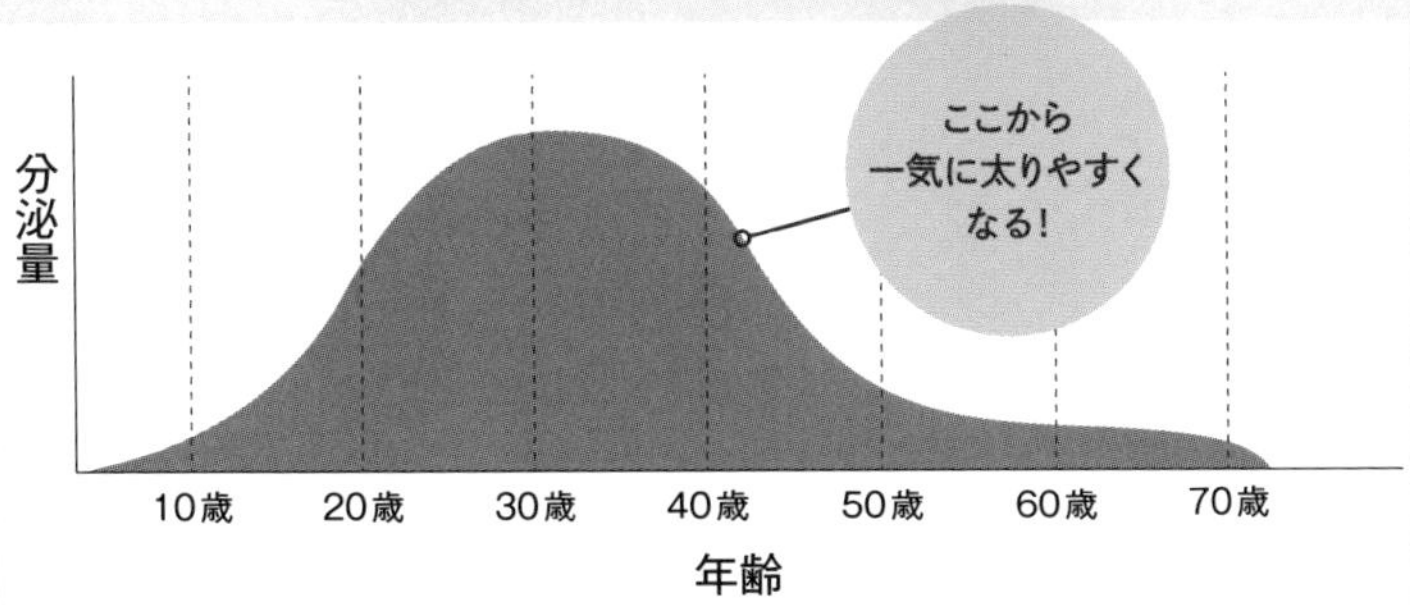

30代以降は男女ともに基礎代謝量が減る

歳をとると太りやすくなる原因のひとつに、基礎代謝量が減って脂肪を燃焼しにくくなることが挙げられます。30代以降は特に食事や運動などの生活習慣の見直しが必要です。

男性

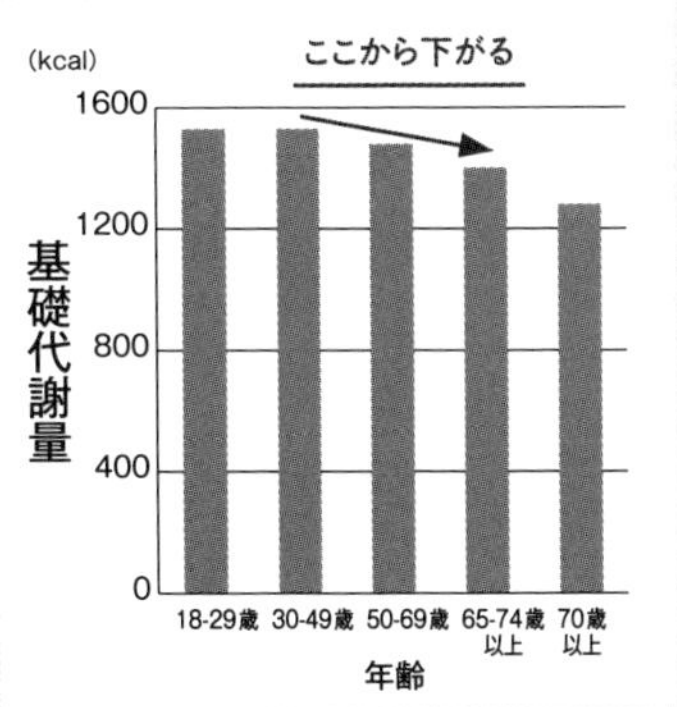

女性

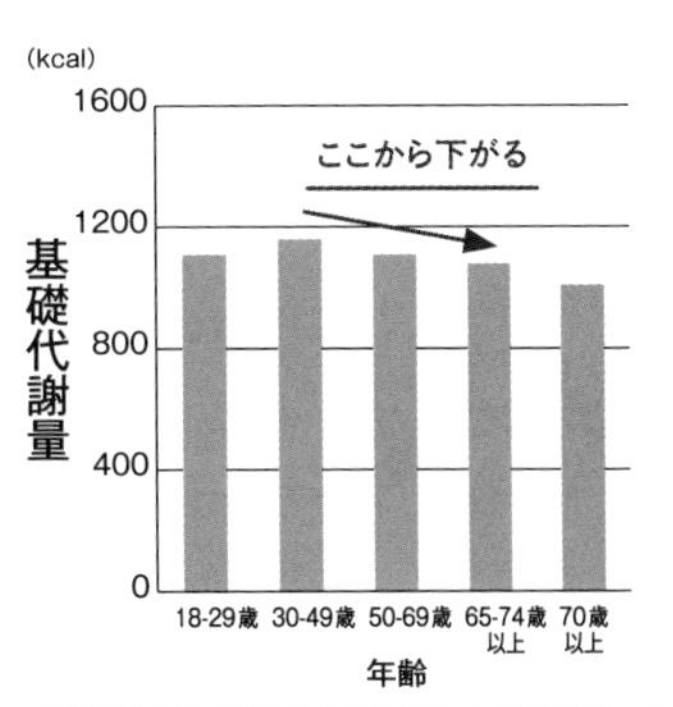

出典：厚生労働省「日本人の食事摂取基準」（2020年版）「参照体重における基礎代謝量」より作成

内臓脂肪増加の犯人は糖質だった！

脂質より糖質のほうが体脂肪になりやすい

「体脂肪がたまる食事」と聞くと、「脂質」をイメージする人は多いのではないでしょうか。もちろん脂質のとり過ぎは体に脂肪がたまる原因になるのですが、それよりも問題なのは「糖質」のとり過ぎです。**脂肪の原料は脂質と糖質で、実は糖質のほうが脂肪になりやすい**のです。

ごはんやパン、パスタなど糖質がたっぷり含まれた食事を食べると、血液中の糖（血糖）の量である血糖値が上がります。するとインスリンというホルモンがすい臓から分泌され、血糖を筋肉細胞にとり込んで血糖値を下げようとします。とり込まれた血糖はエネルギー源となったあとグリコーゲンとして蓄えられますが、使いきれなかった血糖は脂肪細胞にとり込まれて中性脂肪（体内でエネルギーとして使われる脂肪）に合成されてしまいます。これが増え過ぎると内臓脂肪や皮下脂肪などとなって蓄えられるのです。

また、体内にとり込まれた糖質と脂質は、肝臓に送られ中性脂肪が合成されます。中性脂肪は血液中を流れて各器官に運ばれ、エネルギーとして消費されるのですが、使いきれなかった中性脂肪も蓄えられます。

つまり、**糖質や脂質（特に糖質）をとり過ぎた状態で、体を動かさずにエネルギーをあまり消費しない生活を続けていると、脂肪がどんどん蓄積されていく**というわけです。

太る原因は脂質よりも糖質

食事に含まれた脂質がそのまま脂肪になるわけではありません。
食事で注意すべきなのは、脂質よりも糖質のとり過ぎなのです。

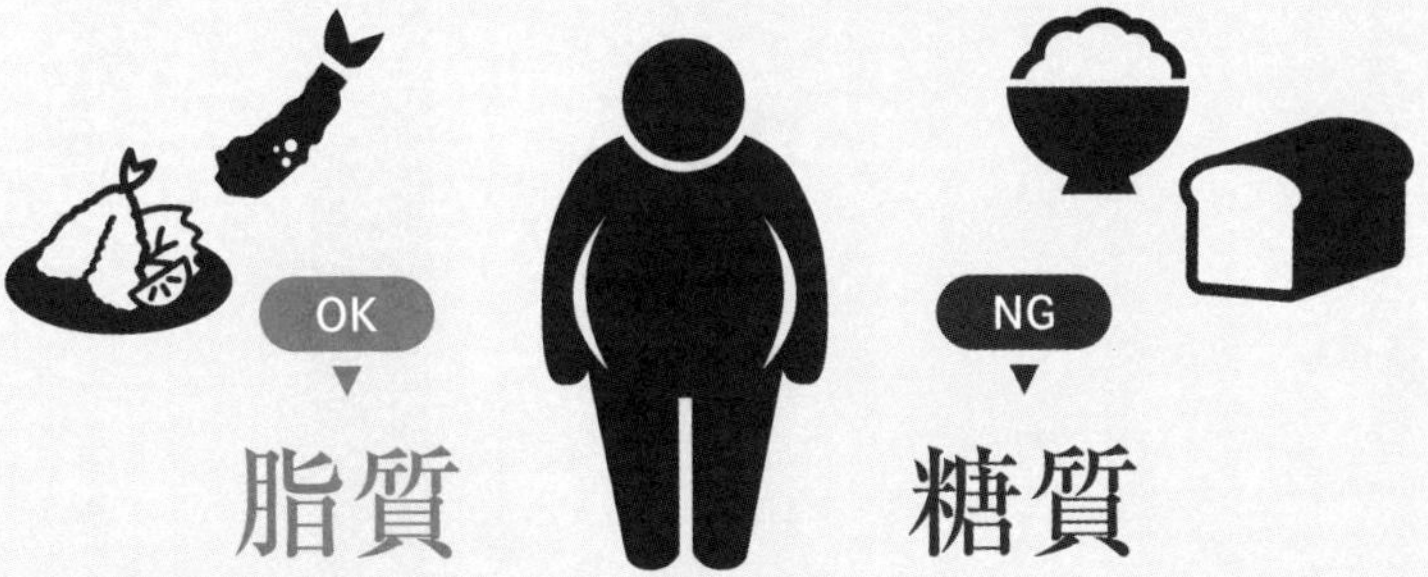

糖質が体重を増やす!

余ったインスリンが「肥満ホルモン」に

糖質を過剰摂取したことにより分泌されたインスリンが余ってしまうと、
「肥満ホルモン」となって脂肪合成を促し、内臓脂肪の原因になってしまいます。

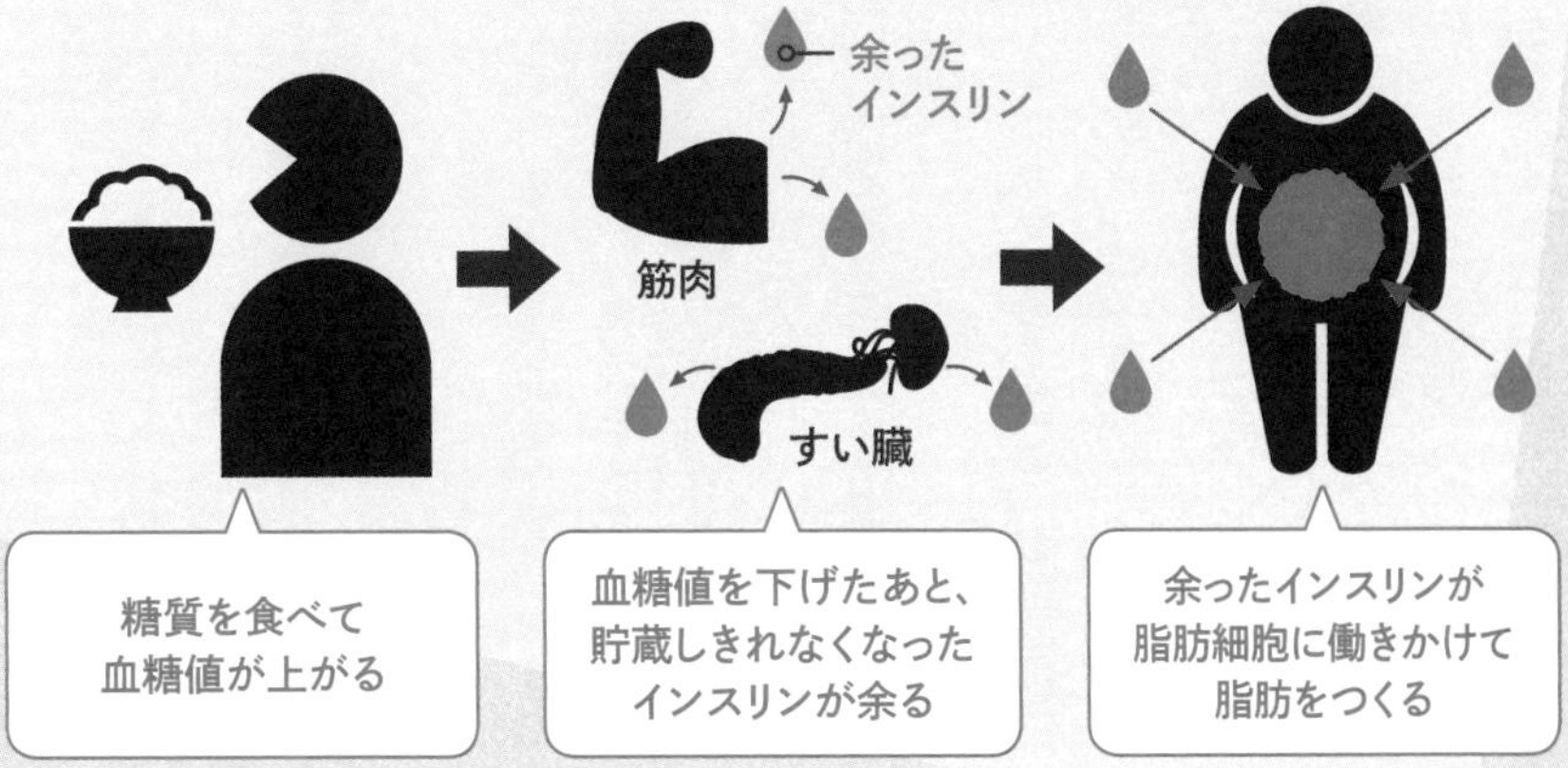

カロリーを気にする人ほど糖質をとっている!?

全年代男女ともに糖質摂取量は過多

左のグラフは、サッポロビール株式会社が20～60代の男女1000人を対象に行った「食習慣と糖に関する実態調査」の結果です。

栗原クリニックが推奨する1日の糖質摂取量は男性が250グラム、女性が200グラム。グラフ上では、この推奨値を糖質摂取量の基準値としていますが、全年代で**男女ともに糖質摂取量が基準値を超えており、1日の食事で摂取している糖質量が過剰傾向にある**ことがわかります。また、基準値以上の糖質を摂取している人の割合は73・5%で、うち男性が62・4%、女性は84・7%。女性のほうが糖質をとり過ぎている傾向が見てとれます。

さらに特筆すべきなのは、「食生活でカロリーのとり過ぎに注意している」と答えた人の中で、基準値以上の糖質をとっている人の割合を調べた結果です。グラフを見てわかるとおり、**カロリーを気にしている人ほど糖質をとり過ぎる傾向が強い**のです。

この背景には、脂肪がたまる大きな原因は糖質ではなく、カロリーのとり過ぎにあると考えられていることがあるのでしょう。しかし、実際は逆。脂肪をため込まないためには、カロリーのとり過ぎではなく、糖質のとり過ぎを注意するべきなのです。食べるものの糖質量を日常的に意識し、適度に節制することをおすすめします。

食習慣と糖に関する実態調査

全国の20～60代の男女1000人に「食習慣と糖に関する実態調査」を行ったところ、1日で摂取している糖質の平均量は男女ともに全世代で基準値を超えており、カロリーのとり過ぎに注意している人ほど糖質を過剰に摂取していることがわかりました。

1日の食生活で摂取している糖質の量

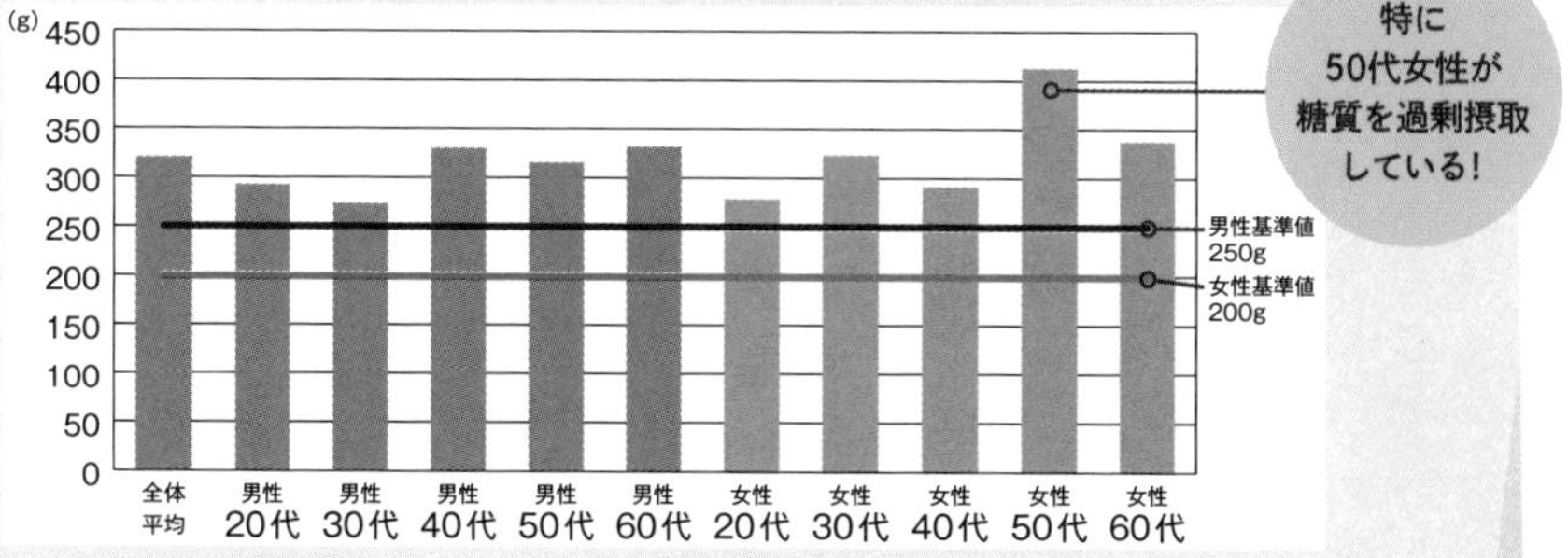
(g)
450
400
350
300
250
200
150
100
50
0
全体平均
男性20代
男性30代
男性40代
男性50代
男性60代
女性20代
女性30代
女性40代
女性50代
女性60代
男性基準値250g
女性基準値200g
特に50代女性が糖質を過剰摂取している！

サッポロビール調べ（栗原毅監修）
出典:サッポロビール株式会社「食習慣と糖に関する20～60代男女1000人の実態調査」より作成

多くの人が無意識のうちに糖質を過剰摂取していることがわかります。中でも50代女性では、糖質を中心とした間食が多い生活習慣であることが、過剰摂取の原因だと考えられます。

全回答者の中で基準値以上の糖質をとっている人の割合と、「食生活でカロリーのとり過ぎに注意している」と答えた人の中で基準値以上の糖質をとっている人の割合

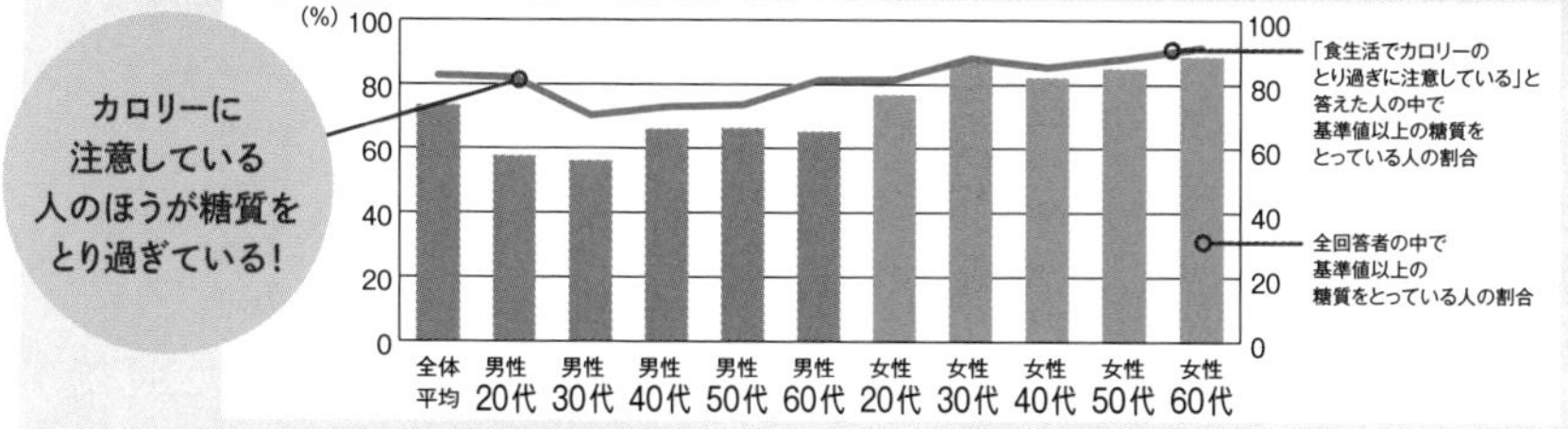
カロリーに注意している人のほうが糖質をとり過ぎている！
(%)
100
80
60
40
20
0
全体平均
男性20代
男性30代
男性40代
男性50代
男性60代
女性20代
女性30代
女性40代
女性50代
女性60代
「食生活でカロリーのとり過ぎに注意している」と答えた人の中で基準値以上の糖質をとっている人の割合
全回答者の中で基準値以上の糖質をとっている人の割合

サッポロビール調べ（栗原毅監修）
注）「カロリー」:「熱量＝エネルギー」の単位。炭水化物、たんぱく質、脂質からなる
「糖質」:炭水化物から食物繊維を抜いたもの。
出典:サッポロビール株式会社「食習慣と糖に関する20～60代男女1000人の実態調査」より作成

全体回答者に比べ「食生活でカロリーのとり過ぎに注意している」と答えた人のほうが、糖質を過剰に摂取している傾向があります。糖質とカロリーの違いを理解することが重要です。

内臓脂肪がたまるまでのプロセス

皮下→内臓→異所性の順に蓄積する

食事をとると、エネルギー源となる中性脂肪がつくられ体の各器官に運ばれます。ただ、糖質・脂質のとり過ぎや運動不足などによって、中性脂肪がエネルギーとして消費しきれないと、脂肪となって体内に蓄えられることになります。

脂肪には内臓脂肪と皮下脂肪、異所性脂肪の3種類があります。**最初に蓄えられるのは、皮膚のすぐ下にある皮下脂肪**です。

皮下脂肪は全身につきますが、特に女性の下半身(下腹部、太もも、お尻など)につきやすいのが特徴です。

皮下脂肪として蓄えきれなかった中性脂肪は、内臓のまわりなどにつく内臓脂肪として蓄えられます。特徴は、お腹がぽっこりと出るようになることと指でつまめないこと。皮下脂肪は指でつまむことができます。

さらに、**内臓脂肪にも蓄えきれず余った中性脂肪は、異所性脂肪として蓄えられる**ことになります。異所性脂肪とは、肝臓やすい臓、筋肉など本来たまるべきではない場所にたまってしまうもので、第3の脂肪とも呼ばれています。特徴は、外見では痩せて見える人にもたまっている場合が多いことです。特に自覚症状もないうえ、異所性脂肪がたまった臓器や筋肉は、本来の機能が低下してしまいます。2型糖尿病などの病気を悪化させるリスクが高まるため注意が必要です。

どうして糖ではなく脂肪でためるの？

体内で蓄えておくエネルギーをわざわざ糖から脂肪に変えるのは、同じ量の場合、脂肪のほうが約2倍のエネルギーを格納できるからです。また、糖を備蓄するには脂肪の約3倍の水分が必要となり、脂肪で備蓄するよりも重くなってしまいます。

備蓄するのに
脂肪の約3倍の
水分が必要！

ブドウ糖 1g ＜ 脂肪 1g

4kcal ▼ 9kcal ▼

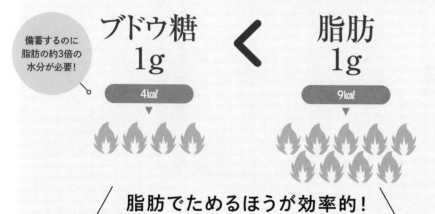

脂肪でためるほうが効率的！

脂肪が体にたまる順番

糖質を過剰に摂取してしまうと、エネルギーとして消費しきれなかった分が、体内に中性脂肪としてたまります。中性脂肪はまず、皮下脂肪として蓄えられ、蓄えきれずに余った分が内臓脂肪となり、さらに余ると筋肉や臓器にたまって異所性脂肪となるのです。

皮下脂肪 ➡ 内臓脂肪 ➡ 異所性脂肪

余った分が
内臓のまわりにたまる

さらに余った分が
筋肉や臓器にたまる

肥満はたんぱく質不足が原因？

アルブミン値で健康状態を見定める

筋肉はエネルギーを多く消費する器官です。呼吸をする、心臓を動かすなど、生命の維持に必要となるエネルギー量（基礎代謝量）のうち、筋肉が3〜4割を消費するとされています。筋肉には脂肪をエネルギーに変えて消費する機能もあるため、**筋肉量が増えれば痩せやすく太りにくい体質になります。**

筋肉を増やすためには、筋力トレーニングなどの運動に加え、筋肉のもととなるたんぱく質を十分にとることも大切です。**たんぱく質が十分に足りているかは、「アルブミン」の数値が目安になります。**

血液中に含まれるアルブミンは、たんぱく質の一種。主に人間の体内でアミノ酸を体中の組織に運ぶ役割を担っており、アルブミン量が十分にあれば筋肉を維持することができるとされています。理想の値は5・0〜5・3g／dlで、4・4g／dl以上あれば筋肉が増えはじめます。また、アルブミン値が高いほど健康で、長生きであることもわかっています。一方、3・6g／dl以下だと体の機能が衰弱するといわれています。

アルブミン値を見れば、たんぱく質の摂取量が足りているかに加え、健康状態もわかります。内科や消化器内科、糖尿病内科などがある医療機関、人間ドッグの血液検査で調べることができるので、気になる方は受けてみてはいかがでしょうか。

アルブミン値と体の状態

アルブミン値(g/dℓ)	体の状態
～3.6	体の機能が衰弱する
～4.1	新型栄養失調
～4.4	筋肉が増えはじめる
～4.6	肌がつややかになる
～4.7	髪が元気になる
～4.8	爪がきれいになる
～5.0	表情がいきいきとする
5.0～5.3	理想

たんぱく質を
食べれば
アルブミンが
増えて中性脂肪が
減る体に!

アルブミン値と寿命の関係

アルブミン値が高いと筋肉を増やしやすく、脂肪を燃焼しやすい体になります。
また、アルブミン値が高い人のほうが長生きであることもわかっています。

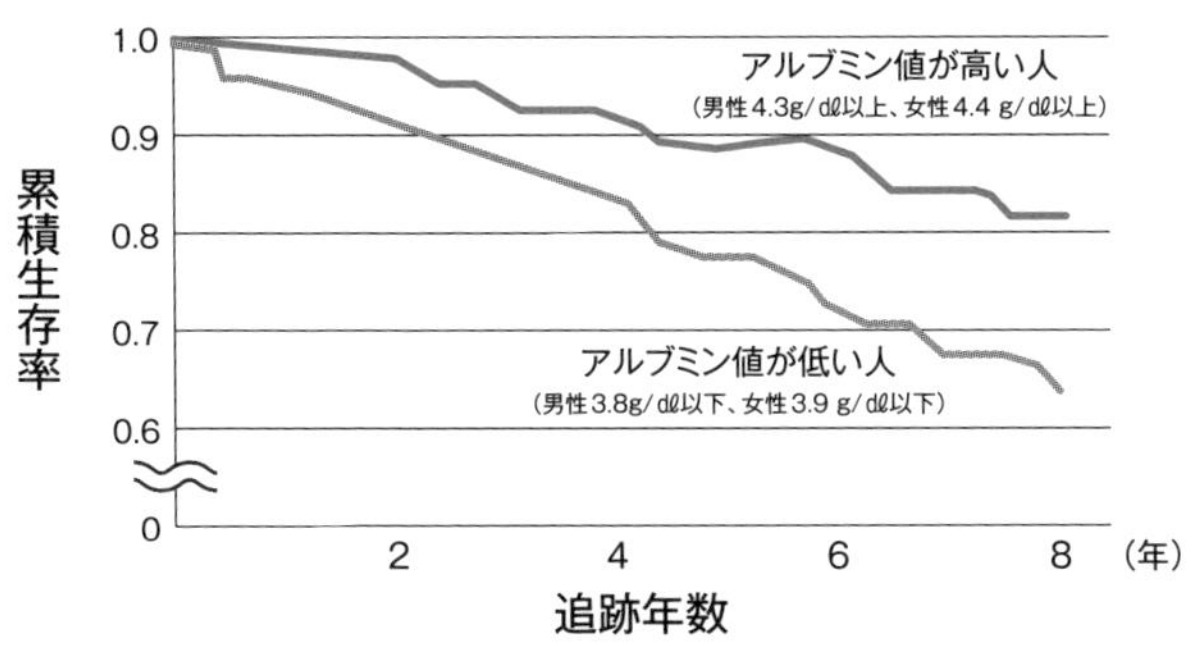

※累積生存率:観察期間において期別生存率を掛け合わせることによって、対象者が生存している確率を求めたもの。
出典:Age and Aging, 1991;20 ; 417-420,H.Shibata et al._ongitudinal Changes of Serum Albumin in Elderly People Living in the Community より作成

Column

太りやすいのはどっち？

1

あげ物は太りやすいイメージがありますが、メインはたんぱく質になります。むしろ、糖質の多いおにぎりのほうが太りやすいです。

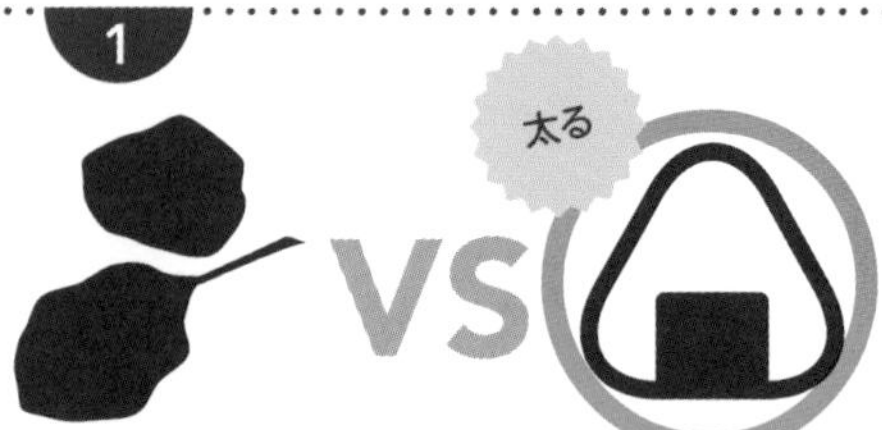

からあげ　おにぎり

2

トマトが使われていて体によさそうですが、糖質が含まれているので要注意です。逆にオイルには脂肪燃焼効果が期待できます。

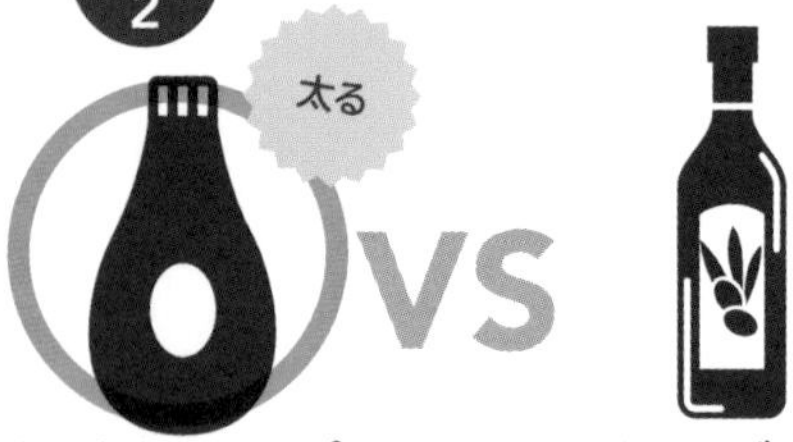

トマトケチャップ　オリーブオイル

3

どちらもヘルシーなイメージですが、そばには糖質が多く含まれています。それに比べ、刺身は糖質が少なめです。

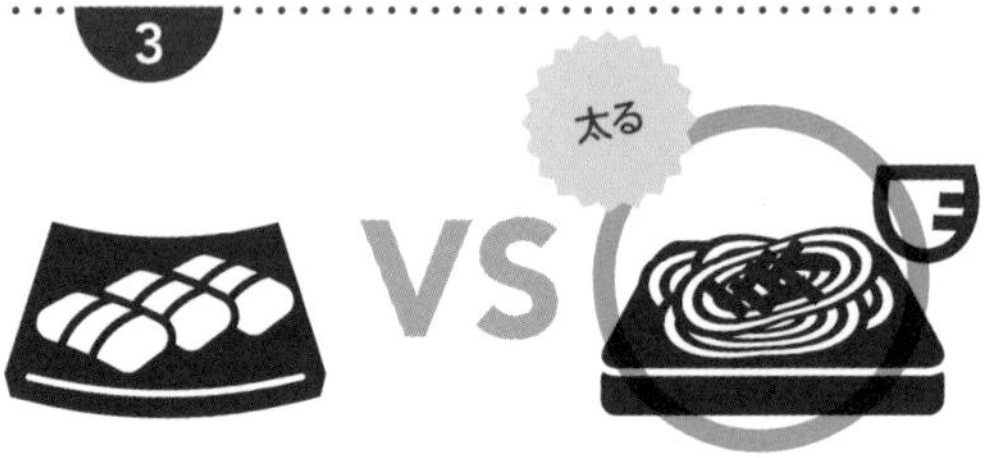

刺身　そば

4

お酒でも蒸留酒のウイスキーなら糖質ゼロ。逆に野菜ジュースには糖質の多いにんじんや果糖を含んだものもあります。

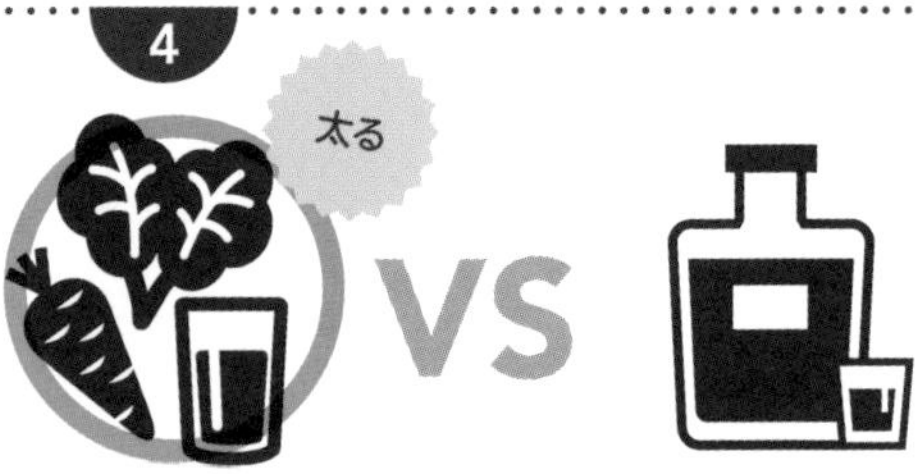

野菜ジュース　ウイスキー

第2章

放っておくと怖い内臓脂肪の脅威

脂肪肝を治さなきゃ痩せられない!?

肝臓に脂肪がたまる「脂肪肝」に注意

糖質のとり過ぎや運動不足の生活を続けていると、内臓や筋肉などにつく脂肪「異所性脂肪」がたまるようになります。とりわけ**肝臓にたまり過ぎると、糖尿病や心筋梗塞、脳血管障害などあらゆる生活習慣病のはじまりといわれる病気「脂肪肝」になります。**

肝臓には様々な働きがあるのですが、脂肪肝と関わりが深いのは体にとり込まれた栄養素を体に役立つ形に変える働き（代謝）です。糖質は体にとり込まれるとブドウ糖に分解され、体のエネルギー源になります。肝臓はこのブドウ糖をグリコーゲンに合成して蓄え、血液中のブドウ糖が不足するとグリコーゲンをブドウ糖に戻して血液中に放出し、血糖値を安定させる働きを担っています。

ただ、蓄えられるグリコーゲンの量には限界があり、貯蔵量を超えると肝臓はブドウ糖を中性脂肪に変えて蓄え、血糖値が下がるとブドウ糖に戻して血液中に放出します。

さらに、**中性脂肪の貯蔵量にも限界があり、一定以上になると中性脂肪が血中にあふれ出し、血糖値や中性脂肪値を急上昇させて生活習慣病を引き起こす**のです。

また、脂肪肝になると肝臓の代謝機能が低下して糖代謝や血糖値を安定させる働きが悪くなります。結果的に脂肪がたまりやすくなるため、脂肪肝を治すことは効率よく痩せるためにも大切です。

やっかいなのは肝臓に脂肪がたまった「脂肪肝」

異所性脂肪のうち肝臓に脂肪がたまったものを「脂肪肝」と呼びます。
肝臓には血液中のブドウ糖を取り込んで蓄える機能がありますが、
脂肪肝になってしまうとその機能が低下して痩せにくい体になってしまいます。

脂肪肝は……

自覚症状がなく気がつきにくい

痩せにくい体になる

生活習慣病を引き起こす

生活習慣病の樹

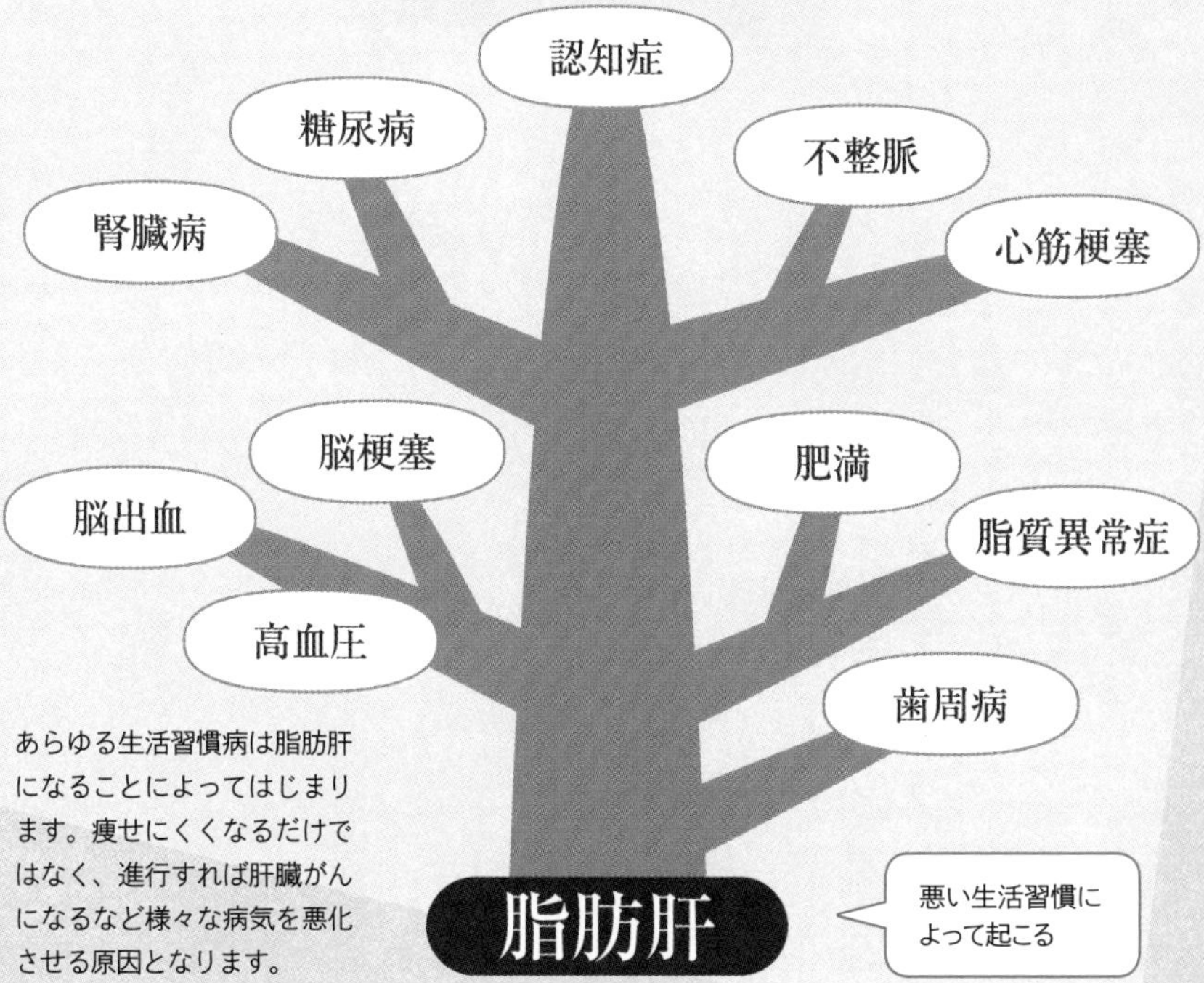
認知症
糖尿病
不整脈
腎臓病
心筋梗塞
脳梗塞
肥満
脳出血
脂質異常症
高血圧
歯周病
脂肪肝
悪い生活習慣によって起こる

あらゆる生活習慣病は脂肪肝になることによってはじまります。痩せにくくなるだけではなく、進行すれば肝臓がんになるなど様々な病気を悪化させる原因となります。

痩せている人もお酒を飲まない人も脂肪肝になる

異所性脂肪、糖質過多にも要注意

「脂肪肝」と聞くと、「太っている人がなる病気」「お酒を飲む人がなる病気」というイメージを持っている人は多いのではないでしょうか。しかし、痩せていても脂肪肝になる人はいますし、お酒を毎日飲んでいても脂肪肝にならない人はいます。むしろ、お酒は適量であれば毎日飲んだほうが健康になると考えられます（詳細は88ページへ）。

肥満は脂肪肝につながる高リスクな要因であることは間違いありませんが、さらに注意したいのは一見痩せている人でも脂肪を蓄えていることがあること。**中性脂肪の一種である異所性脂肪は肝臓や筋肉につくことがあり、普段から運動をしていてスリムな体型の人にも見つかることがある**のです。

また、脂肪肝は大きく分けて「アルコール性脂肪肝」と「非アルコール性脂肪肝」に分けられます。

アルコール性脂肪肝は、アルコールの飲み過ぎが原因でなる脂肪肝のこと。毎日のようにお酒を大量に飲むことで、アルコールを分解する仕事を担う肝臓が疲労困憊《こんぱい》した状態をいいます。

これに対して**非アルコール性脂肪肝は糖質のとり過ぎで中性脂肪が肝臓にたまることに起因し、アルコールを飲まない人でもなります。**果物や砂糖、ごはん、パンなど糖質が高いものを食べ過ぎている女性に多いのが特徴。肝硬変や肝細胞がんに進行することもあるので注意が必要です。

脂肪肝はアルコールだけが原因ではない!

肝臓を悪くする最も一般的な原因は、アルコールの飲み過ぎ。
肝臓の解毒作用がアルコールの量に追いつかず、
肝臓に負担がかかり過ぎてしまうからです。しかし、脂肪肝については
アルコールを飲まない人の場合でもなる可能性があります。

アルコール性脂肪肝

＝

アルコールの飲み過ぎ

お酒を飲み過ぎると、糖質をとり過ぎてしまったときと同じように、肝臓に中性脂肪を合成する働きが高まってしまいます。

非アルコール性脂肪肝

＝

糖質のとり過ぎ

過剰に摂取した糖質が中性脂肪として肝臓にたまります。お酒を飲まなくても糖質をとり過ぎれば脂肪肝になってしまうのです。

痩せていても脂肪肝かも?

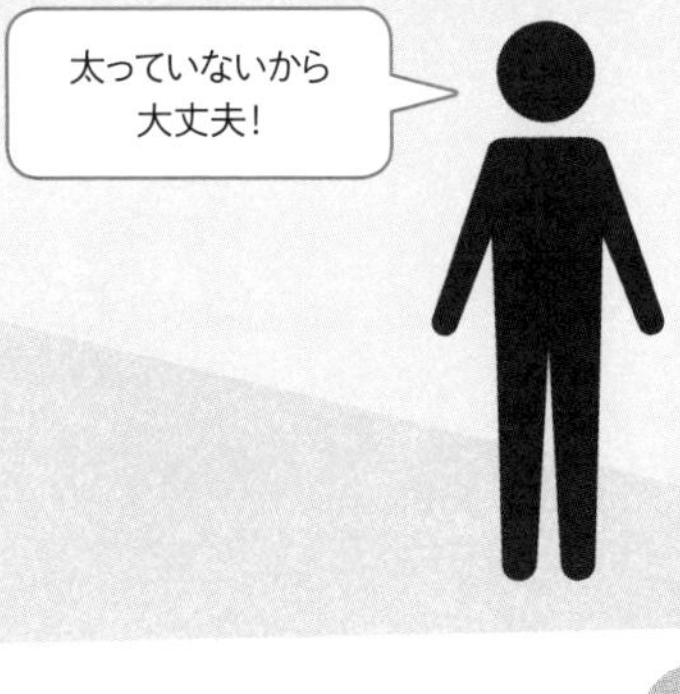

太っていなくても脂肪肝になるケースはあります。自覚症状もないため、本人も周囲の人も気がつかず進行してしまうことも。国内の脂肪肝の人は推定で3000万人、つまり日本人の4人に1人の割合でいると考えられています。

脂肪肝かどうかは健康診断のALT（GPT）、AST（GOT）で即わかる

外見ではわからず自覚症状もなし

異所性脂肪がやっかいなのは、内臓脂肪や皮下脂肪のように外見ではついているかがわからないこと。また、肝臓に30％の中性脂肪がたまると脂肪肝と診断されるのですが、それだけたまっていても明確な自覚症状はありません。

脂肪肝かどうかを把握するためには、健康診断でまず**「ALT（GPT）」と「AST（GOT）」の項目をチェック**しましょう。ALTは大部分が肝臓に含まれる酵素で、糖質のとり過ぎによって肝細胞に異常があらわれると最初に数値が上昇。ASTは肝臓だけでなく骨格筋や心筋にも含まれ、肝細胞が壊れたときに上昇します。栗原クリニックが提唱する理想値は5〜16U／ℓで、いずれかが16を超えていたら脂肪肝がはじまっている可能性あり。両方16以上であれば、脂肪肝がはじまっていると考えてよいでしょう。

また、肝臓で生成され胆汁に排出される酵素**「γ-GTP」の値にも注目**してください。アルコール性肝障害や糖質のとり過ぎなどによって肝臓の負担が大きい状態が続くと、肝細胞に含まれていたものが血液中に漏れ出し数値が上昇します。

理想値は、一般的な基準値（その範囲に収まっていれば問題ないとされる数値）よりも厳しめに設定されています。脂肪肝を予防するためには理想値内に収め、超えている場合は日頃の食事や生活習慣を見直してみてください。

脂肪肝かどうかはこの数値でわかる!

健康診断の数値の中でも注目したいのは「肝機能検査」です。
基本的な肝機能検査項目には「ALT(GPT)」「AST(GOT)」「γ-GTP」があります。
この3つの数値を確認することで、肝臓の状態を把握することができます。

ALT(GPT)

理想値 5~16U/L
(一般的な基準値:10~30U/L)

アミノ酸をつくるときに使われる酵素で、肝臓に多く含まれています。肝細胞が破壊されるとALTが血中に放出されるため、数値が高いと肝細胞の破壊が進んでいることがわかります。

AST(GOT)

理想値 5~16U/L
(一般的な基準値:10~30U/L)

アミノ酸をつくるときに使われる酵素で、肝臓や筋肉に多く含まれています。肝臓だけでなく、筋肉が破壊されたときにも数値が上がるため、ALT(GPT)の数値との比較で肝機能の状態を推察します。

γ-GTP

理想値かつ基準値
10~50U/L (男性)
10~30U/L (女性)

肝臓に含まれる酵素で、たんぱく質の分解を行います。アルコールの影響を受けやすく、ALT(GPT)やAST(GOT)のバランスでアルコール性肝障害の診断の目安になります。

注意しておきたい健康診断の数値

内臓脂肪として蓄えられる前段階の中性脂肪の量は、健康診断の血液検査で確認することができます。また、中性脂肪と同じく脂質異常症の原因となるコレステロール値や生活習慣病に関わる血圧、血糖値などにも注意しましょう。

注意しておきたい数値

検査項目		基準値
血圧	収縮期（最高）	～129㎜Hg
	拡張期（最低）	～84㎜Hg
脂質代謝検査	LDL コレステロール（LDL-C）	70～139㎎/dℓ
	HDLコレステロール（HDL -C）	男性:40～80㎎/dℓ 女性:40～90㎎/dℓ
	中性脂肪（TG／トリグリセライド）	50～149㎎/dℓ
糖体質系検査	血糖値（FPG）	（空腹時）70～109㎎/dℓ
	HbA1c（NGSP）	5.9%以下

脂肪肝に関する数値

検査項目		基準値
肝臓系検査	ALT（GPT）	10～30U/ L
	AST（GOT）	10～30U/ L
	γ - GTP	男性:79U/ L以下 女性:48U/ L以下
	アルブミン	3.7～5.5g/dℓ

病名と診断基準

健康診断でわかった数値を確認することで、生活習慣病や脂肪肝の可能性をいち早く発見することができます。中性脂肪や血糖値だけに注目するのではなく、生活習慣を見直してトータルで数値の改善を目指しましょう。

主な生活習慣病の診断基準

病名		診断基準
高血圧		収縮時血圧140㎜Hg 以上 あるいは拡張時血圧90㎜Hg 以上
脂質異常症	高 LDL コレステロール血症	LDL コレステロール 140mg /dℓ以上
	低 HDL コレステロール血症	HDLコレステロール 40mg /dℓ未満
	高中性脂肪血症	中性脂肪（トリグリセライド） 150mg /dℓ以上
糖尿病		空腹時血糖値 126mg /dℓ以上、HbA1c6.5%以上

どれかひとつでも当てはまれば脂質異常症

脂肪肝予防のための理想値

理想値
ALT（GPT） 5～16U/L
AST（GOT） 5～16U/L
γ - GTP 男性：10～50U/ L、女性：10～30U/ L
アルブミン 5.0～5.3g/dℓ

まずは1週間で脂肪肝を治す

糖質を約15%減らせば改善する

脂肪肝を治すとなると「病院に通って治療するのかな」「なんだか大変そう」と身構えてしまう人がいるかもしれません。しかし、**軽めの脂肪肝なら1週間ほど食事制限をするだけでかなり改善できます**。しかも、その食事制限も糖質をちょっと控えめにすればよいという手軽さです。

糖質が多い食品の代表格は、ごはんやパン、うどんやパスタなどの主食です。ごはん1杯の糖質量は約55グラム、食パン1枚約27グラム、かけうどん1杯約59グラム。ちなみに、ショートケーキは1個約51グラム。野菜でもじゃがいもやさつまいもなどのいも類、かぼちゃなどは比較的糖質が高いので注意が必要です。

1日の糖質摂取量の基準値は、男性で250グラム以内、女性で200グラム以内なので、ごはんを4杯食べればそれだけで糖質は220グラムとなり女性の基準値は超えます。一方、肉や魚、卵などには、ほとんど糖質が含まれていないので、脂肪肝を治す際には主食を控えめにし、その分おかずを食べるようにしましょう。

具体的には、**主食を約15%減らし、肉や魚、野菜などを多めに食べる**ようにします。日頃からジュースを飲んだりお菓子を食べたりする習慣がある人は、それを減らすのでもOKです。主食以外で糖質の摂取量を減らしている分、主食は10%ほど減らせばよいでしょう。

つらくない！ 脂肪肝を治す3つのポイント

1日の糖質摂取量の基準値は、男性250g、女性200g以内です。
軽い脂肪肝の場合、1週間ほど糖質ちょいオフをすれば、
かなりの改善が期待できます。

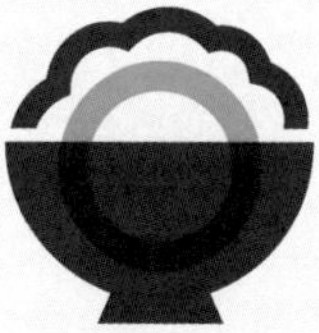

ごはん

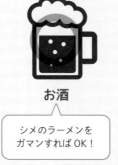

いつもより約15％
減らせばOK！

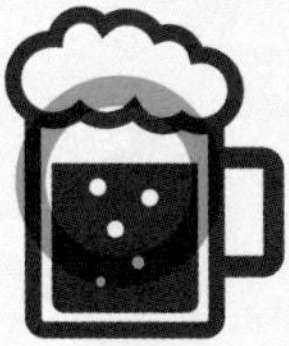

お酒

シメのラーメンを
ガマンすればOK！

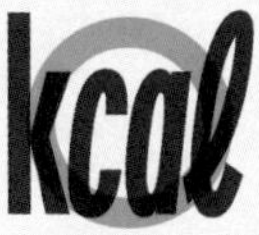

カロリー

糖質の低い食べ物に
すればOK！

食品に含まれる糖質量

糖質が多い食品

食品名	糖質（g）
ごはん（1杯）	55.0
食パン（1枚）	26.6
かけうどん（1杯）	58.5
かけそば（1杯）	47.3
スパゲティ ミートソース	77.7
和風ドレッシング（大さじ1）	2.4

糖質が少ない食品

食品名	糖質（g）
豚ひれ肉（100g）	0.1
鶏ひき肉（100g）	0
ナチュラルチーズ（20g）	0.2
さばの水煮缶詰	0.3
卵（1個）	0.2
オリーブオイル（大さじ1）	0

参考:「日本食品標準成分表2015年版（七訂）」、『食品別腸質量ハンドブック』（洋泉社）などを参考に作成

男女で違う脂肪のつき方

内臓脂肪はリスクが高いが減りやすい

一般的に、**内臓脂肪は男性につきやすく、皮下脂肪は女性につきやすい**とされています。

内臓脂肪と皮下脂肪は性質や働きも異なり、**皮下脂肪型肥満より内臓脂肪型肥満のほうが、高血圧や糖尿病など生活習慣病になるリスクが高い**ことがわかっています。これに対して皮下脂肪は病気を誘引する危険性は低いです。

脂肪のつき方になぜ男女で違いがあるかというと、女性ホルモン「エストロゲン」が内臓脂肪の分解を促して、皮下脂肪に変える働きがあるから。エストロゲンには血圧を下げたり、動脈硬化を防いだりする働きもあります。

女性でも閉経後に女性ホルモンが減少すると内臓脂肪が増えるようになり、中でも子宮や卵巣の周辺に蓄積しやすくなるといわれています。ただ、女性は同年代の男性と比べると内臓脂肪量は少ないままで、生活習慣病になる人の割合も低いといえます。

内臓脂肪は食べ過ぎや運動不足の生活が続くとすぐにたまってしまいます。ただ、たまるのが早い反面、食事の見直しや運動をすることによって急速に減っていくことがわかっています。内臓脂肪が減ると腹まわりはどんどんすっきりし腹囲も減っていくので、食事制限や運動をする励みになるでしょう。一方、皮下脂肪は一度ついてしまうとなかなか減りにくいという特徴があります。

男性と女性の脂肪の違い

一般的に男性は内臓脂肪がつきやすく、女性は皮下脂肪がつきやすいという特徴があります。内臓脂肪と皮下脂肪では性質や働きが異なり、内臓脂肪のほうが病気になる危険度が高い脂肪です。

男性の脂肪の特徴	女性の脂肪の特徴
内臓脂肪がつきやすい	皮下脂肪がつきやすい
お腹まわりにつく	腰や太ももにつきやすい
蓄積しやすい	蓄積しにくい
燃焼しやすい	燃焼しにくい
運動・食事改善の効果が出やすい	運動・食事改善の効果が出にくい
動脈硬化の原因になる	動脈硬化のリスクは低い
脂肪異常症、心筋梗塞などのリスクが高まる	乳がん、無呼吸症候群などのリスクが高まる
外見でわかりにくいこともある	外見でわかりやすい

皮下脂肪より内臓脂肪のほうが危険度が高い

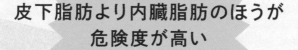

内臓脂肪が招く最悪の結末

ご長寿ホルモンと満腹ホルモンを阻害

内臓脂肪はたまり過ぎると生活習慣病のリスクが増すなど、私たちの命をおびやかしかねない危険なものです。

内臓脂肪が危険な理由のひとつは、**「ご長寿ホルモン」と呼ばれる「アディポネクチン」の働きを阻害すること**。アディポネクチンは脂肪細胞から分泌される生理活性物質のひとつで、体内で糖の代謝をスムーズにして血糖値を下げたり、血管を広げて血圧を下げたり、細胞壁を修復して動脈硬化を抑えたりと様々な働きがあり、健康を保つうえで重要な役割を果たしています。内臓脂肪が増え過ぎると、アディポネクチンの分泌量が減少します。さらに、悪玉の生理活性物質が分泌されて、血管の壁に炎症を起こして動脈硬化が進行してしまいます。

もうひとつの危険な理由は、**増え過ぎた内臓脂肪は脂肪細胞から分泌されるホルモン「レプチン」の働きを阻害してしまう**ことです。レプチンは「満腹ホルモン」とも呼ばれるもので、食事をして十分なエネルギーが得られたときに、「十分ですよ」と脳に伝える役割があります。しかし、内臓脂肪が増え過ぎるとレプチンのメッセージを脳が正確に受け取れなくなり、満腹感が得にくくなってしまうのです。そうなるとつい食べ過ぎてしまう習慣が続き、結果的に内臓脂肪が増え続けるという負のスパイラルにはまってしまいます。

内臓脂肪が万病を引き起こす

脂肪は人が生きていくうえで必要不可欠なエネルギーとなるものですが、
増え過ぎてしまうと生命活動を阻害します。
自覚症状がないからといって放置すれば、生活習慣病をはじめとした
様々な病気の原因となり、とり返しのつかない状態になってしまうのです。

糖尿病	高血圧	がん
動脈硬化	脳卒中	心臓病
認知症	脂質異常症	骨粗しょう症

あらゆる病気のリスクが高まる!

善玉ホルモンの働きを阻害

中性脂肪

阻害

レプチン	アディポネクチン
＝	＝
満腹ホルモン	**ご長寿ホルモン**
満腹感を知らせるホルモン。レプチンが発したメッセージを脳が正しく受け取れなくなるとなかなか満腹感を得られず、食べ過ぎてしまうという悪循環に陥ります。	血糖値や血圧、血液内の脂質量の調整や細胞壁の修復をしてくれる生理活性物質。動脈硬化や糖尿病などの生活習慣病を予防する効果や脂肪を燃焼させる働きがあります。

ホントにヤバい糖尿病と合併症

症状なしに忍び寄る失明や人工透析

「糖尿病」には大きく1型と2型があり、生活習慣や体質が原因となるのは「2型糖尿病」です。糖質をとり過ぎる生活が続くと、血液中の糖の量を管理するホルモンであるインスリンが不足状態に。こうなると、血液中に糖が多い高血糖となり、糖尿病を発症します。

糖尿病は自覚症状がないまま血液中にあふれる糖で血液がドロドロになり血管を傷つけるため、動脈硬化がどんどん進行していきます。そのことによって、毛細血管が切れたりつまったりするようになり、毛細血管が張り巡らされた器官や臓器で合併症を引き起こします。その**三大合併症が「糖尿病網膜症」「糖尿病腎症」「糖尿病神経障害」**です。

糖尿病網膜症は、自覚症状がないまま失明に陥る怖い病気です。網膜に張り巡らされた毛細血管が断裂と再生を繰り返すうちに、血管内にこぶができます。そのこぶが破裂し大出血を起こすと、目が突然見えなくなってしまうのです。

糖尿病腎症は、腎臓にある糸球体(毛玉のように集まった毛細血管)が働かなくなると発症します。糸球体は血液のろ過作業を行っているため、機能しなくなると血液中の老廃物を尿で排出できなくなり、人工透析が必要になるケースもあります。

糖尿病神経障害は、末端の神経が働かなくなる病気です。皮膚の潰瘍《かいよう》や感覚麻痺、壊疽《えそ》などが起こります。

糖尿病になるプロセス

糖尿病とは尿の中に糖が出てくることからつけられた病名です。
糖尿病は、血中の余分な糖を減らすインスリンの分泌が
正常に行われなくなってしまうことから発症します。

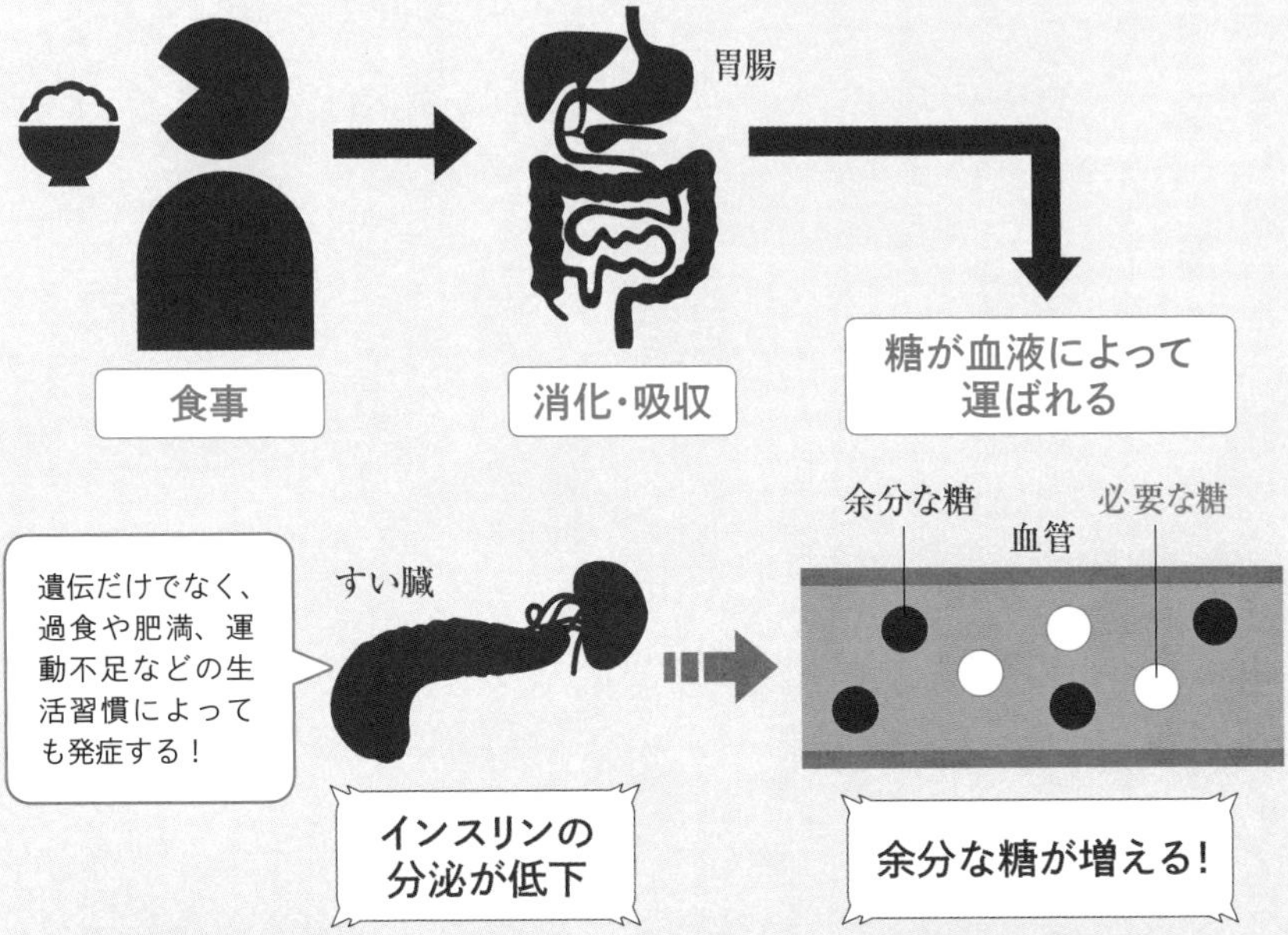
胃腸
食事
消化・吸収
糖が血液によって運ばれる
余分な糖
必要な糖
血管
遺伝だけでなく、過食や肥満、運動不足などの生活習慣によっても発症する！
すい臓
インスリンの分泌が低下
余分な糖が増える！

糖尿病の3大合併症

糖尿病網膜症

高血糖を放置すると目の奥の網膜が障害を起こし、糖尿病発症後5年で10％、20年で70％と年々発症の割合が上がっていきます。網膜症の視力低下により毎年約3000人が失明しています。

糖尿病腎症

腎臓の細い血管が集まった糸球体という部分が傷つく合併症です。腎症が進行して糸球体が傷つくと、血液の老廃物をろ過できなくなり、人工透析をしなければ生きていけなくなってしまいます。

糖尿病神経障害

糖尿病発症後、5〜10年の間に約30％の割合で起こるといわれています。手足のしびれや痛み等の感覚神経の障害、感覚の鈍りや麻痺、自律神経に障害が起こると異常発汗や便通異常などが起こることもあります。

中性脂肪がたまる＝血液ドロドロ

増え過ぎると動脈硬化が進行する

中性脂肪は糖質からつくられる脂質の一種で、体を動かす、体温を維持するといった身体活動のエネルギーになるものです。人間が生きるためには不可欠なのですが、増え過ぎると様々な問題を引き起こします。

血液中の**中性脂肪の量が多くなると、血液はドロドロの状態になり血管内をスムーズに流れなくなります。徐々に血管を傷つけ、深刻な病気につながる「動脈硬化」を進行させる**のです。動脈硬化とは、血管の傷に脂質や悪玉コレステロールが入り込むことで、プラークができてしまった状態をいいます。プラークはコレステロールなどのかたまりで、それがあるために血管内が狭く硬くなって血液が流れにくくなり血圧も高くなります。さらに、進行してプラークが破裂すると、修復するために血管内に血栓（血液のかたまり）が発生。最悪の場合、血栓で血管がふさがって、血管が破れてしまうこともあります。

動脈硬化が起こると最も怖い場所は「脳」。脳内の血管に血栓がつまる「脳梗塞」や、脳内の血管が破れて出血する「脳出血」など、どれも死につながる大きな病気を誘引します。また、**動脈硬化は心臓にも大きな負担**を与えており、心臓の機能が低下する「心不全」や心臓内の血流が一時的に途絶える「狭心症」、心臓の血管に血栓がつまる「心筋梗塞」などを引き起こします。

動脈硬化を放置すると発症する病気

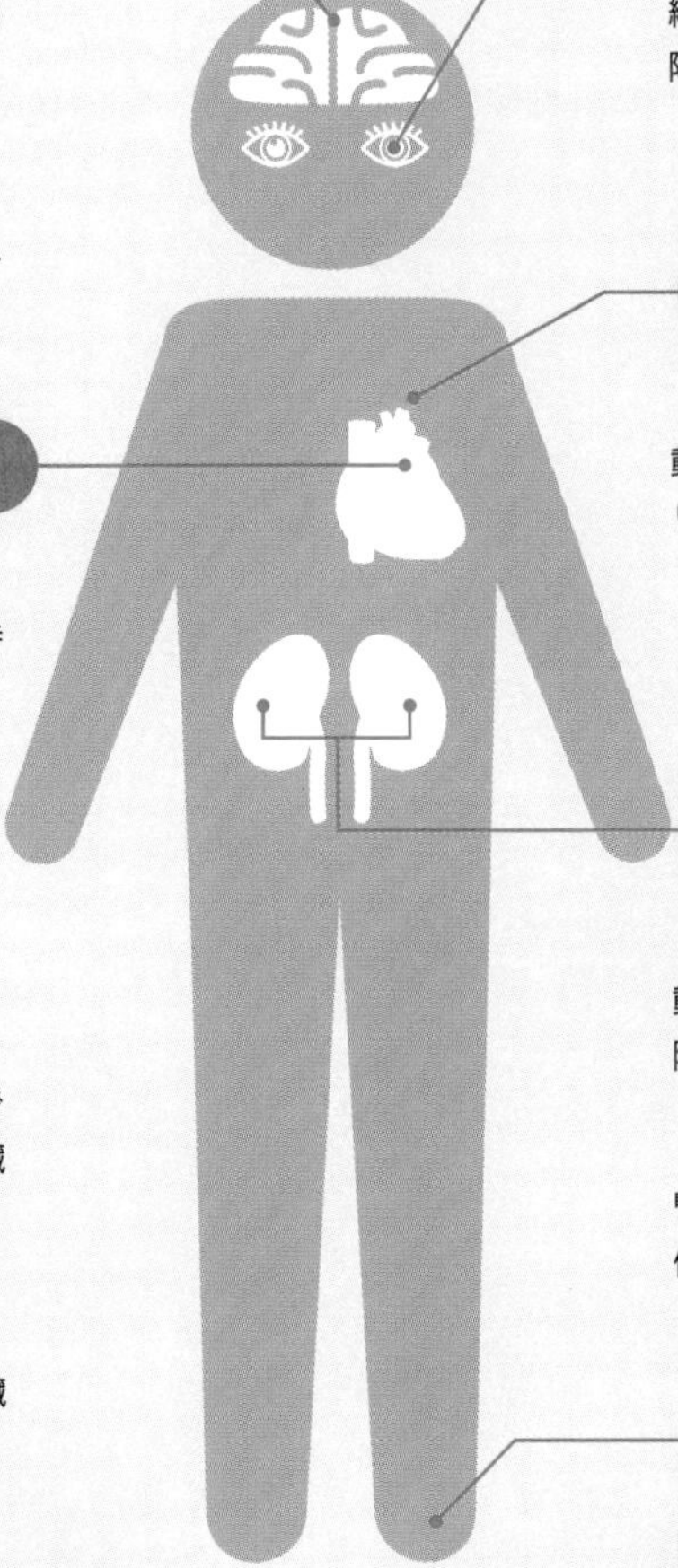

脳

【脳梗塞】

脳内の血管がつまり、脳細胞が損傷します。

【脳出血】

脳内の血管が破れて出血し、脳細胞が損傷します。

心臓

【狭心症】

冠動脈※が狭くなり、一時的に血流が途絶えます。

【心筋梗塞】

冠動脈※に血栓がつまり、血流が途絶えます。

【心肥大】

高血圧によって強い圧力で血圧を送り出し続け、心臓が肥大します。

【心不全】

心肥大の進行により、心臓の機能が低下します。

眼

【眼底出血】

網膜の動脈から出血し、視力障害を起こします。

大動脈

【大動脈瘤《りゅう》】

動脈硬化により血管が弱まり、大動脈にこぶができます。

腎臓

【腎硬化症】

動脈硬化により腎臓の働きに障害を起こします。

【腎不全】

腎硬化症が進行し、腎機能が低下します。

動脈(末梢)

【閉塞性動脈硬化症】

末梢の動脈硬化が進行し、血流が悪化します。

※冠動脈:心臓の筋肉に血液を送り込む血管。

Column

糖質オフをすれば
認知症も予防できる!

認知症は遺伝や加齢に伴って発症する病気と思われていますが、
大きな原因は生活習慣にあるといわれています。
その主な原因は「アミロイドβ」という
たんぱく質が脳の神経細胞にたまって、脳を萎縮させてしまうこと。
これは「糖質を控える」「運動をする」など、
生活習慣を整えることで予防ができるのです。

暴飲暴食

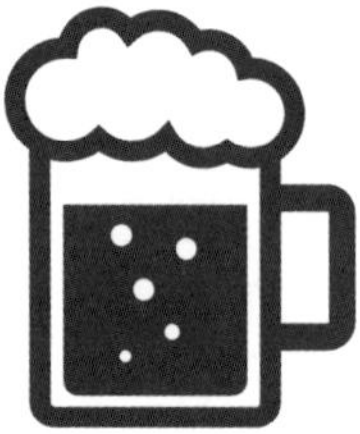

糖質

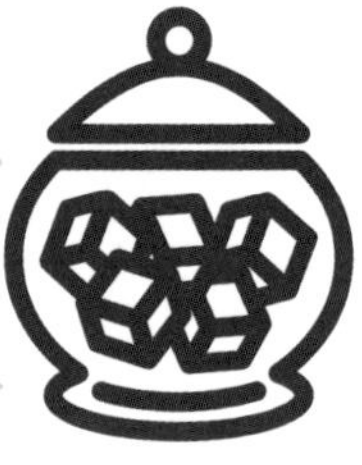

運動不足

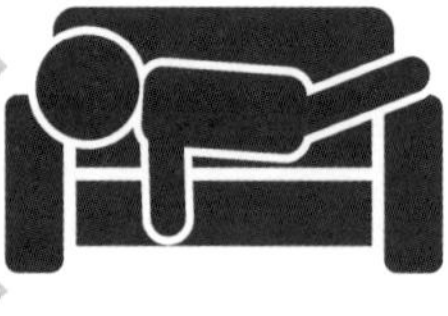

喫煙

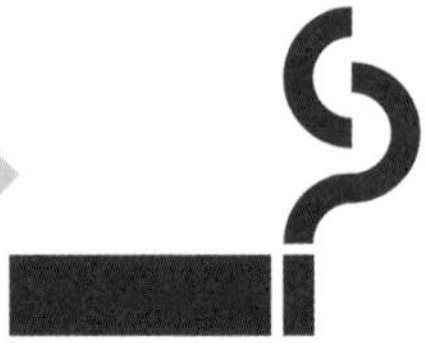

睡眠不足

ストレス

第3章

驚くほどお腹が凹む最強の食べ方

「食事バランスガイド」はバランスが悪い？

理想の割合は5対3対2

繰り返しになりますが、内臓脂肪を効率よく落とそうとするならば、糖質の摂取を控えめにすることが基本です。

人間の体に必要な三大栄養素は「炭水化物」「たんぱく質」「脂質」です。このうち、炭水化物は糖質と食物繊維で構成されています。

一般的に、日本人が摂取する栄養素のバランスは、「炭水化物6：たんぱく質2：脂質2」が平均といわれています。摂取する栄養素のうち、約6割を炭水化物が占めているということなのですが、内臓脂肪を減らしたいのであれば、炭水化物を減らすようにしましょう。

理想的な割合は「炭水化物5：たんぱく質3：脂質2」です。炭水化物を約5割まで抑えると余分な糖質を減らした食生活に改善できるでしょう。

より具体的にいえば、**ごはんやパン、めん類などの主食はこれまでの約15％をカット。**その分、**肉や魚などのたんぱく質の摂取量を約15％増やす**ようにしましょう。ジュースやお菓子など糖質の多い食品を日頃からとっていたのであれば、それをやめるだけでも効果はあるはずです。

ちなみに、糖質も重要な栄養素なので、5割以下に減らすべきではありません。1日の糖質摂取量の基準値は男性で250グラム、女性は200グラム。これ以内であれば糖質をとってもOKです。

「バランスのよい食事」は炭水化物が多すぎ?

2005年に厚生労働省と農林水産省が合同で作成した「食事バランスガイド」は
日本人の平均的な食事をもとにつくられたもので、科学的根拠はありません。
人の体はため込んだ脂肪をエネルギーとして使うようにできているので、
糖質を控えたとしても特に健康に問題はないのです。

「食事バランスガイド」による1日の主食の目安

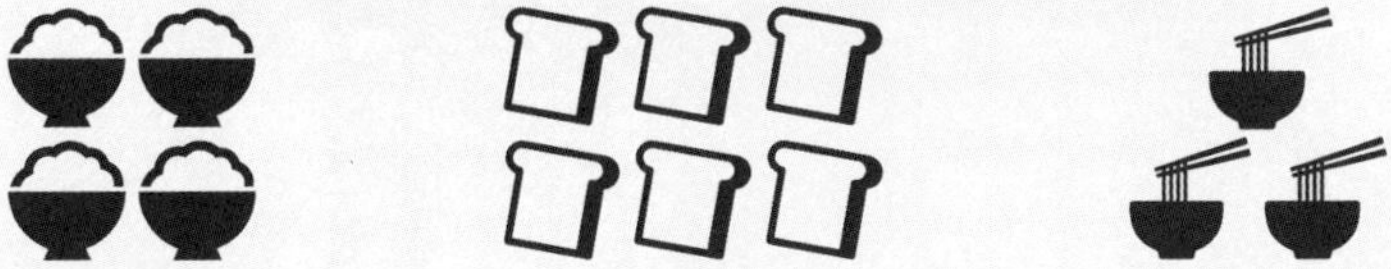

ごはん中盛りなら	食パンなら	うどんやそばなら
4杯	6枚	3杯

1日の総摂取カロリーの50〜60%を糖質でとることになる!

炭水化物(糖質)を減らしてたんぱく質を増やす

日本人の平均的な食事のバランスは、炭水化物が全体の約6割となっています。これを約1割(ごはん約1口分=約15%)減らし、その分の栄養をたんぱく質で補給しましょう。

炭水化物		たんぱく質		脂質
6	:	2	:	2
▼ 約15%減らす		▼ 炭水化物を減らした分を増やす		▼
5	:	3	:	2

減らした約15%分の炭水化物が脂肪のもとになる余分な糖質!

糖質を控えて痩せるメカニズム

インスリンが糖を脂肪に変えて蓄積

糖質はごはんやパン、うどん、そばといった主食系の食べ物や、じゃがいもやさつまいもなどのいも類、砂糖を使ったスイーツや甘みの強い果物などに多く含まれています。

人はそれらの食品を食べて糖質を摂取すると、小腸でブドウ糖に分解し吸収します。そうすると血液中の糖の量（血糖値）が上昇するため、その血糖値を下げようとすい臓から「インスリン」というホルモンが分泌されます。**インスリンは血液中のブドウ糖を脂肪に変えて体に蓄える働きがあり、これが体に脂肪が蓄積される原因となります。**

ブドウ糖はエネルギーを必要としている体内の器官に運ばれ消費されるものなのですが、運動をせずにほとんどエネルギーを消費しない生活をしていると血液中に余ります。つまり、糖質のとり過ぎ、あるいは運動不足でブドウ糖が血液中に余っていると、インスリンの働きでどんどん脂肪が蓄積されていくということ。逆に考えれば、糖質を過剰にとらなければ、脂肪が蓄積されることはないといえます。

とはいえ、糖質を極端に減らすのはNGです。**糖質を減らすと脂肪は減っていくのですが、それが急激に進むと体が危機を感じて脂肪をためこもうと働きます。**脂質異常症などの原因にもなりかねないので、1日の糖質の量を約15％減らす「糖質ちょいオフ」がおすすめです。

気にするべきはカロリーより糖質

脂肪が増える原因は、インスリンが過剰に分泌されてしまうことです。インスリンの分泌の原因となる血糖値の上昇は、カロリーではなく糖質の摂取によって起こります。つまり、内臓脂肪を落とすなら、カロリーを摂取するよりも糖質を抑えたほうが効果があるのです。

おにぎり3個と缶コーヒーを摂取したあとの血糖値の変化

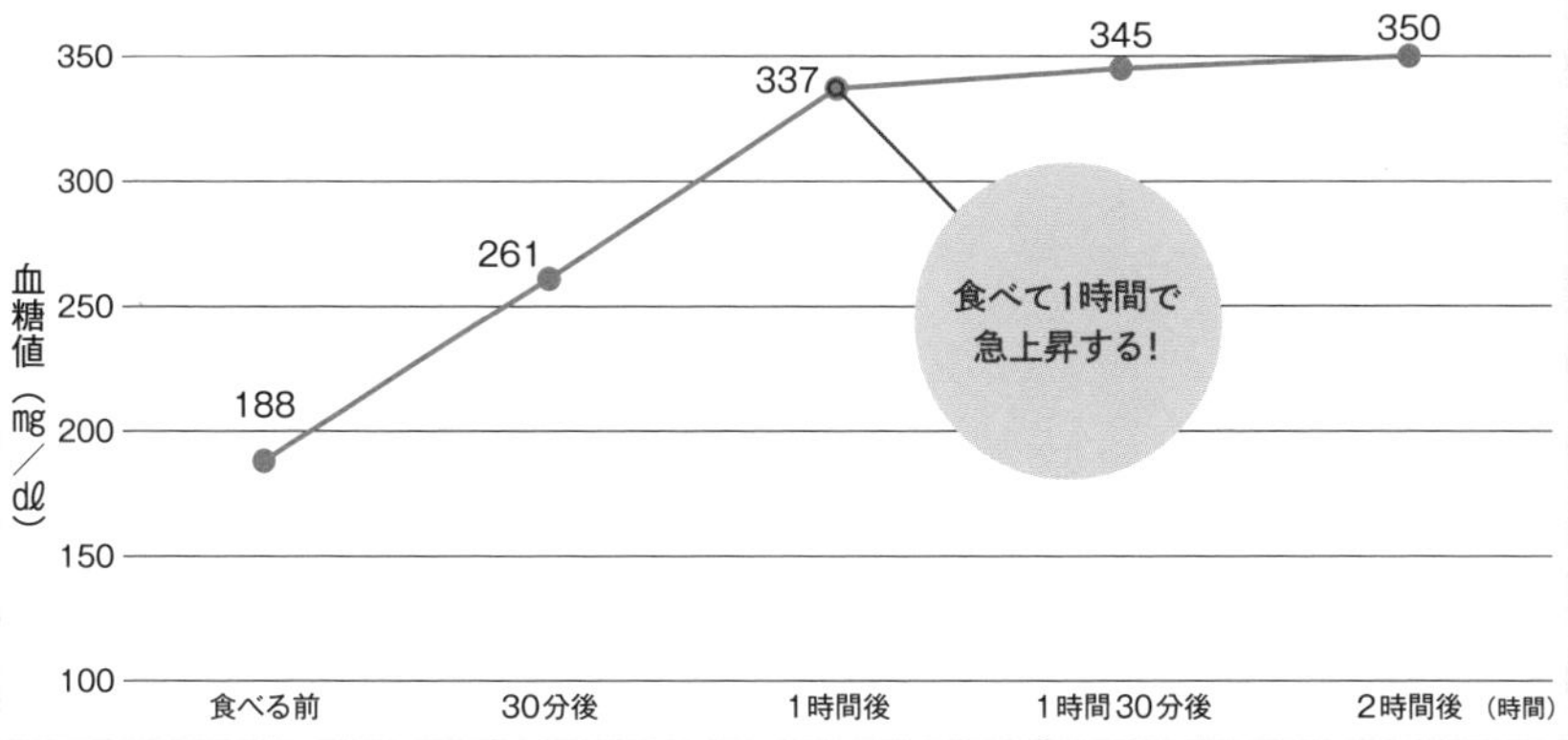

サーロインステーキ（160g）を摂取したあとの血糖値の変化

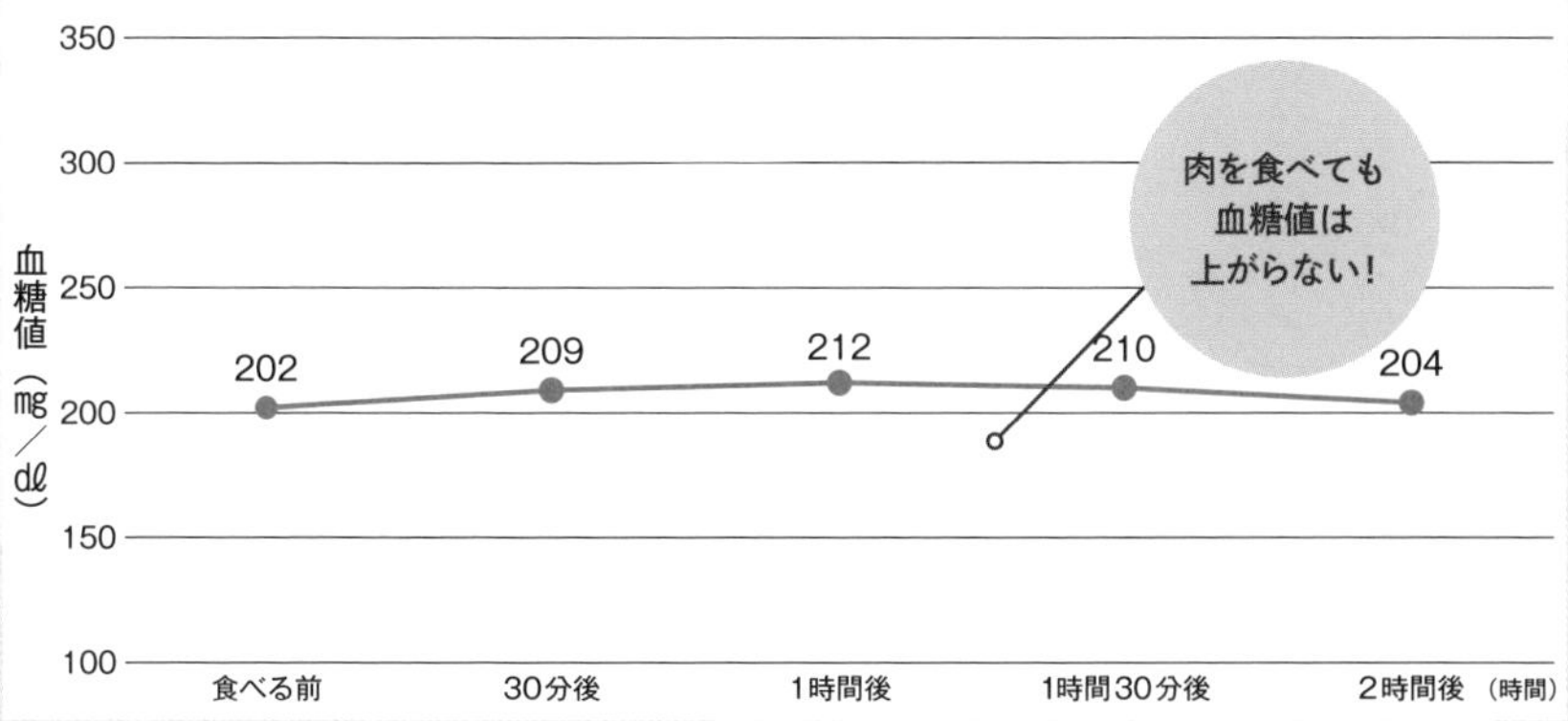

栗原クリニック東京・日本橋院調べ

内臓脂肪が一気に減る糖質ちょいオフ

ごはんを一口減らせば脂肪は減っていく

内臓脂肪を減らしたい方は、「糖質ちょいオフ」をぜひ実践してみてください。

「ちょいオフ」ですから、ごはんやパンなどを一切とらないようなストイックなものではありません。**1日の糖質をこれまでの量から約15％減らせばOK。**カロリー制限ダイエットとも異なりますので、**カロリーの高い肉や卵、バターなどの乳製品なども食べられます。**1日に摂取する糖質量の目標値は、男性で250グラム、女性で200グラムです。

ごはんであれば**一口分減らせば糖質を約15％減らすことができます。**家で食事をする際は、お茶碗をひとまわり小さくすると効果的です。お茶碗にしっかりごはんを盛ることができるので、見た目の不足感がありません。外食する場合は「ごはんを少なめに」とオーダーする習慣をつけるとよいでしょう。

また、主食には「黒っぽい食品」を選ぶように心がけてください。白米よりも玄米や雑穀米、真っ白いパンよりはライ麦パンや全粒粉パンなどをチョイス。食物繊維が豊富で食べ応えもあります。

そのほかには、たんぱく質や脂質が豊富に含まれる肉や魚を積極的に食べてください。良質なたんぱく質や脂質が豊富な卵は特におすすめ。カルシウム豊富な乳製品、ビタミンやミネラルがたっぷり含まれた野菜や海藻も意識してとりましょう。

糖質ちょいオフの5つのポイント

1. ごはんを一口減らす
2. たんぱく質の多い食事を選ぶ
3. 飲み物は水かお茶にする
4. コンビニなどのおにぎり、菓子パン、めん類はさける
5. 夜遅い時間の食事はさける

食べるものを選んで我慢しない

食べてもOKなもの

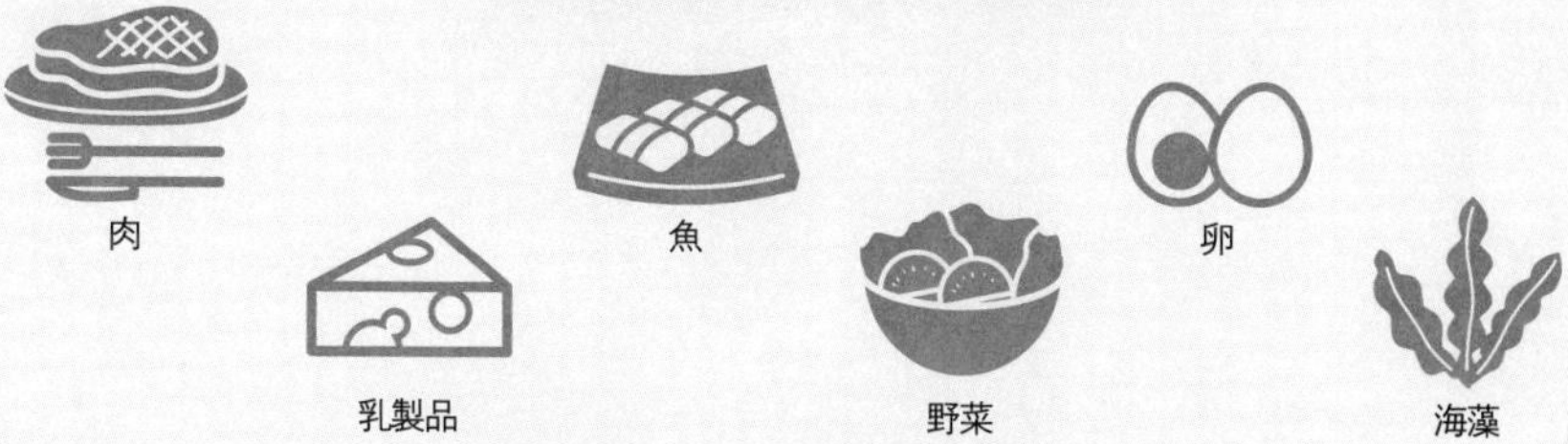
肉
魚
卵
乳製品
野菜
海藻

食べるのを減らしたいもの

いも類
お菓子
清涼飲料水
ごはん
パン
めん

糖質制限をし過ぎると招く“低栄養性脂肪肝”

体が危機を感じ肝臓に脂肪をため込む

「なるべく早く内臓脂肪を落としたい」「すぐにでも痩せたい」という思いから、糖質摂取量を極端に減らす人がいますが、体のことを考えるならそれはやめるべきです。**糖質を減らすのだから脂肪肝を改善できそうですが、逆に「低栄養性脂肪肝」、通称「ダイエット脂肪肝」になってしまうケース**があります。

糖質は三大栄養素のひとつであり、体にとってなくてはならないものです。それをほとんどとらないでいると、肝臓に蓄積される中性脂肪が極端に不足するようになります。中性脂肪は、食事がとれないときであっても活動するためのエネルギーが不足することがないよう、エネルギーを蓄えておくという大事な働きを持ちます。このため、中性脂肪がなくなることに体が危機感を感じて、体中の中性脂肪を肝臓に送り込むよう働くのです。その結果、かえって肝臓に中性脂肪が集中し脂肪肝になってしまうことがあります。

糖質を極端に制限して体重が急速に落ちたとしても、**お腹だけ痩せないような人は肝臓に中性脂肪がたまり、ダイエット脂肪肝になっている可能性があります。**1日当たりの糖質摂取量は男性で250グラム、女性は200グラムは糖質をとるようにしましょう。ダイエットをするのであれば、健康的に落とせる体重は1ヶ月で500グラム程度です。

急激なダイエットで脂肪をため込む!?

内臓脂肪を落とそうと過度な糖質制限を行い、1ヶ月に3kg以上も体重を減らしてしまうと、肝臓に蓄積される脂肪が極端に減少します。すると体はいろいろな部位から強引に中性脂肪を集めて肝臓に送り込んでしまうのです。

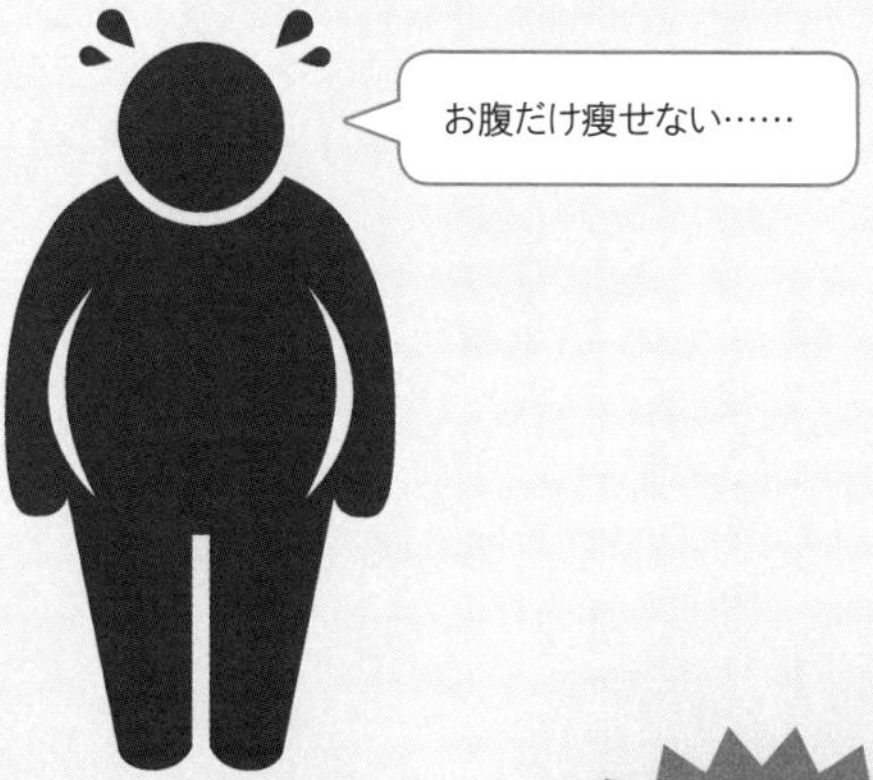

短期間の急激な糖質制限 ▶ 体が飢餓状態だと勘違い ▶ 体のあらゆるところから肝臓に脂肪が集まる!

低栄養失調脂肪肝にならないために

- 減量は1ヶ月に500g
- 糖質は1日男性は250g
  女性は200g 程度とる

ゆっくりよく噛んで食べるのがよい最強の理由

「早食い」が太る原因になる

糖質を控えることに加えて、よく噛んで食べることも脂肪をためない体づくりには大切なポイントです。「何を食べるか」に加えて、「どう食べるか」も意識するようにしてください。

その理由のひとつめは、よく噛んで食べると糖質の吸収を緩やかにできるためです。よく噛まないで食べれば当然ながら早食いになります。そうすると、食べたものの糖質が早急に小腸から吸収されるため血糖値が急上昇。インスリンが大量に分泌され、脂肪がたまりやすくなるのです。

もうひとつの理由は満腹感が得られることです。人間の脳は食事をはじめてから約20分後に満腹感を得るようにできています。早食いをすると、満腹感を得る前に食べ過ぎてしまう傾向があるのです。

近年の研究により、よく噛んで食べると食後のエネルギー消費が高まり、痩せやすくなることもわかっています。唾液も多く分泌されるため、胃腸での消化吸収がスムーズになるなど、体にとってよいこと尽くめです。

具体的には、一口につき30回噛んで食べるよう意識するとよいでしょう。また、余裕を持って食事をとる習慣づけも大切です。目安は朝食は20分、ランチは25分、夕食は30分。時間に追われてかき込むような食べ方をしていると、少食のつもりでも太りやすくなるものです。

よく噛んで食べるメリット

3つのコツ

・一口食べたらお箸を置く

・いつもより10回多く噛む

・すきま時間の早食いをしない

➡

メリット

・糖質の吸収を緩やかにして血糖値の急上昇を防ぐ

・食後の消費エネルギーが増加し、太りにくくなる

・満腹感が得られて食べ過ぎを防ぐ

・唾液がたくさん出て胃腸の負担を軽減する

**早食いだと満腹感を感じるまでに時間がかかるうえ
短時間に大量の糖質が吸収されてしまう！**

ゆっくり食べることで消化酵素がしっかり作用する

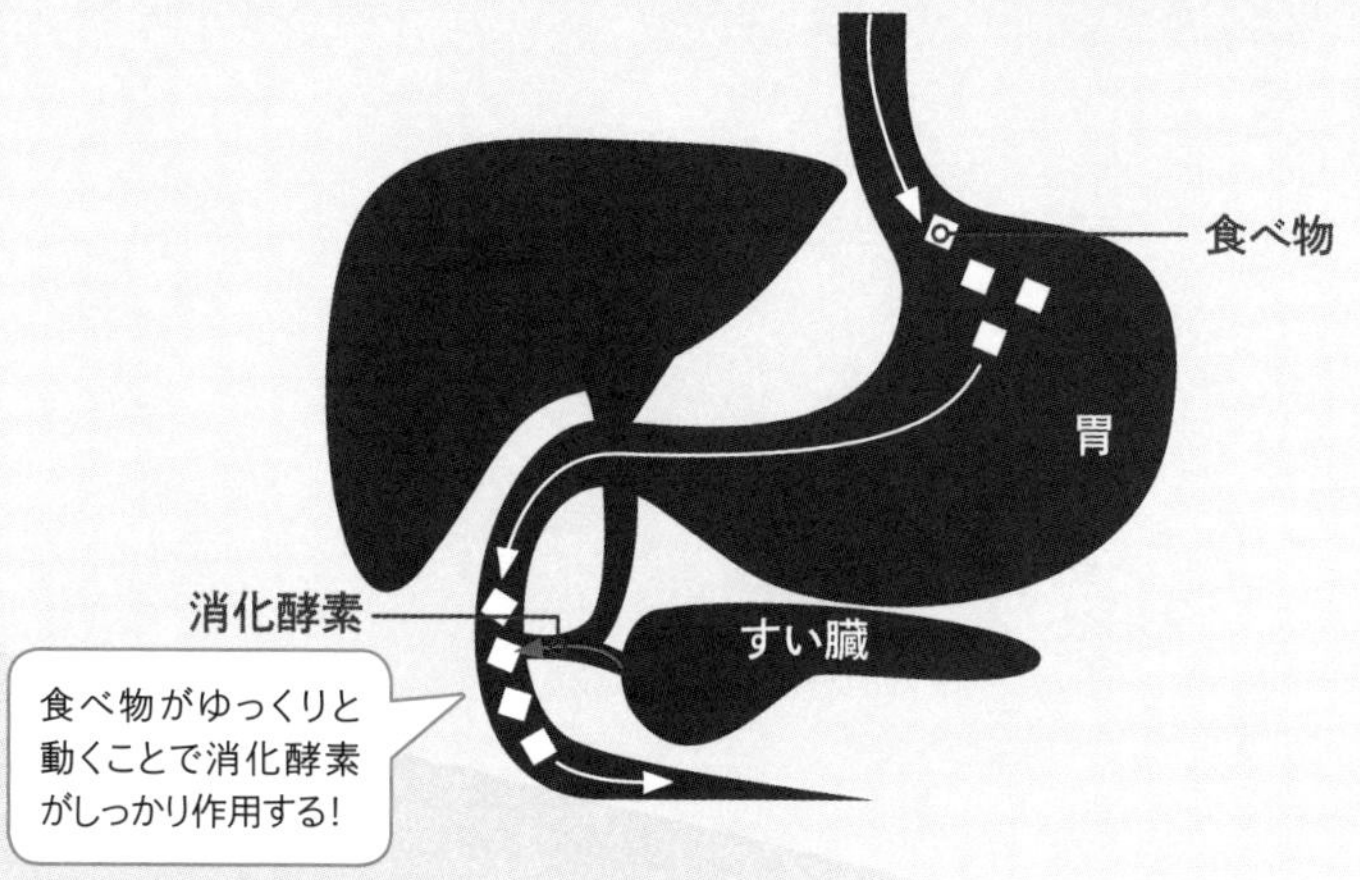

食べる順番は食物繊維↓たんぱく質↓水分↓糖質

「ごはんやパン、めん類は最後」が鉄則

脂肪を効率よく落とすためには、食べる順番を意識することも大切です。

一番のポイントは、**糖質が多く含まれる炭水化物を最後に食べること**。お腹が空いた状態でごはんやパン、めん類などを食べると、糖質が急激に吸収され、血糖値が一気に上がります。そうするとインスリンが大量に分泌され、余分な糖が脂肪として蓄えられてしまうのです。**おすすめの順番は、食物繊維↓たんぱく質↓水分↓糖質**です。

野菜や海藻、きのこ類などに含まれる食物繊維はあとから腸内に入ってくる糖質の吸収も遅らせてくれるため、血糖値が緩やかに上昇するようになります。

その次に食べるのが、肉や魚、卵、大豆製品などのたんぱく質。そしてみそ汁やスープなどの水分をとってお腹を膨らませてから、ごはんやパンなどの糖質をとります。ある程度、満腹感を得てから糖質をとることで、食べ過ぎを防ぐことができるでしょう。

たとえば、しょうが焼き定食を食べる場合は、まずサラダや小鉢の野菜、海藻類を食べましょう。次に肉を食べてからみそ汁やスープをいただき、最後にごはんです。

満腹感があったら、ごはんを無理して食べることはせずに残すようにしてください。可能であれば、食べる前に量を調整しておくようにしましょう。

食べる順番で内臓脂肪を落とす

食べる順番を工夫することでも内臓脂肪を落とすことができます。まず、「食物繊維」を食べて胃腸の調子を整えます。消化の準備の整ったところへ「たんぱく質」が入ってくると、余すところなくたんぱく質が吸収できます。そして、水分を挟んで最後に「糖質」を食べることで、急激な血糖値の上昇を抑えることができるのです。

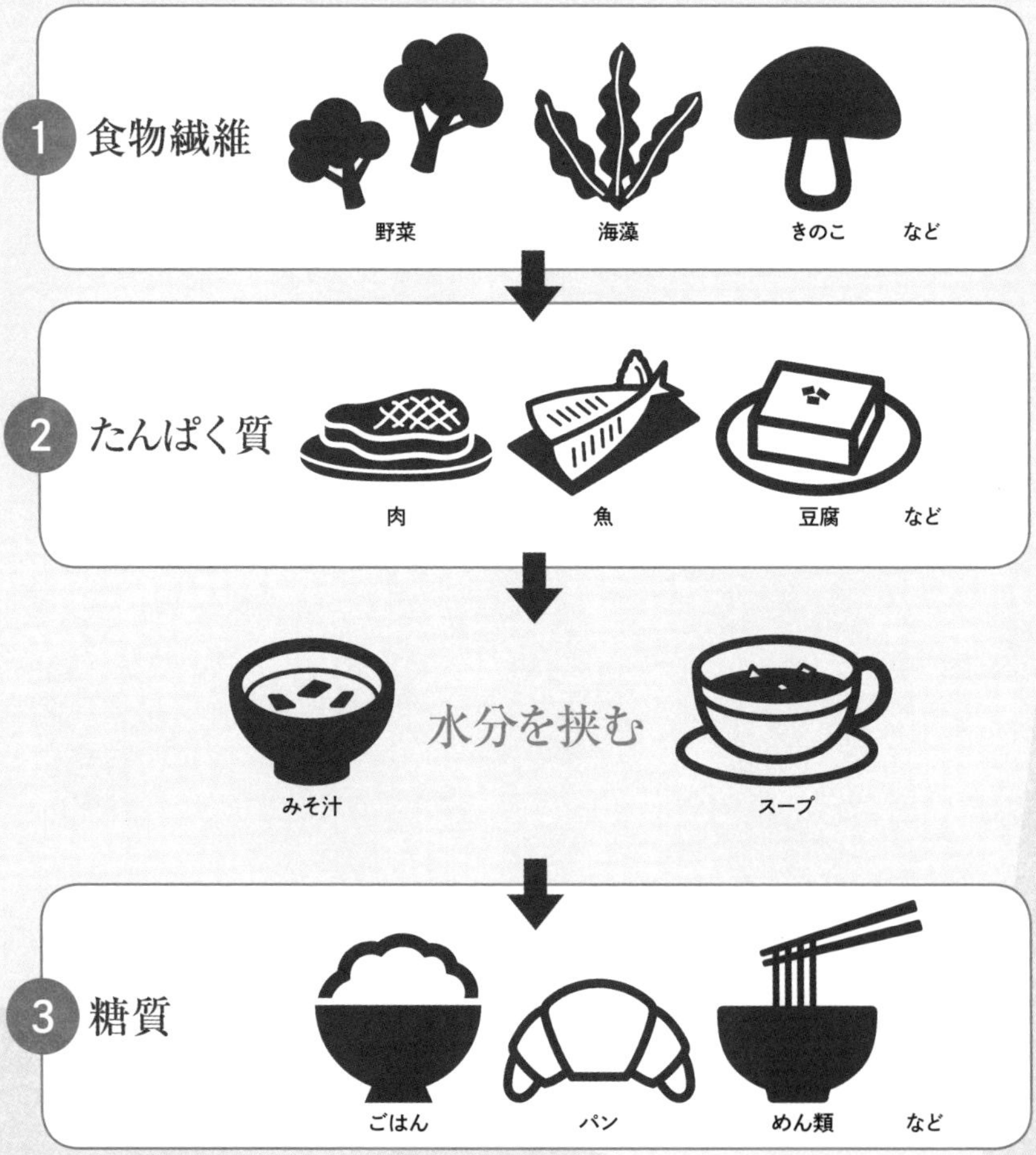
1 食物繊維
野菜
海藻
きのこ
など
2 たんぱく質
肉
魚
豆腐
など
みそ汁
水分を挟む
スープ
3 糖質
ごはん
パン
めん類
など

理想の食事時間は10時〜19時

22時には消化を終えるように食べる

食事をとる時間帯に気をつけることでも、内臓脂肪をつけにくくすることができます。

前提として、食事は朝・昼・晩と3食きちんと食べましょう。1食抜いて食事と食事の間隔が開き過ぎると体が飢餓状態になり、体に入ってきた糖質を急いで吸収し、脂肪としてため込もうとしてしまいます。また、血糖値も急激に上がるため、脂肪が増えやすくなります。

食べる時間でまず気をつけてほしいのは、**夕食が遅くなり過ぎないようにする**ことです。というのは、代謝を促して脂肪を燃焼させる「成長ホルモン」は22時から深夜2時に多く分泌されることがわかっています。この時間帯に胃が食べ物を消化していると、成長ホルモンの分泌量が減り脂肪が燃焼されにくくなるのです。

また、22時から深夜2時は、脂肪の合成を促し脂肪細胞を生み出すたんぱく質「Ｂ《ビー》ＭＡＬ《マル》１《ワン》」（脂肪貯蔵たんぱく質）が増える時間帯でもあります。ＢＭＡＬ１が多く存在する時間帯にたくさん食べると、それだけ脂肪をため込みやすくなります。ちなみに、ＢＭＡＬ１が最も減るのは14時。こういった働きから考えると、**糖質が多めの食事は10時から19時にとるのが理想的**です。

どうしても夕食が19時以降になる場合は22時までに消化を終えられるよう、消化のよいものを軽めに食べるようにしてください。

22時～深夜2時が一番太りやすい!

体内時計をコントロールする遺伝子のひとつに「ＢＭＡＬ1」というたんぱく質があります。ＢＭＡＬ1には脂肪を増やす働きがあり、時間帯によって20倍近くも量に差があることがわかりました。

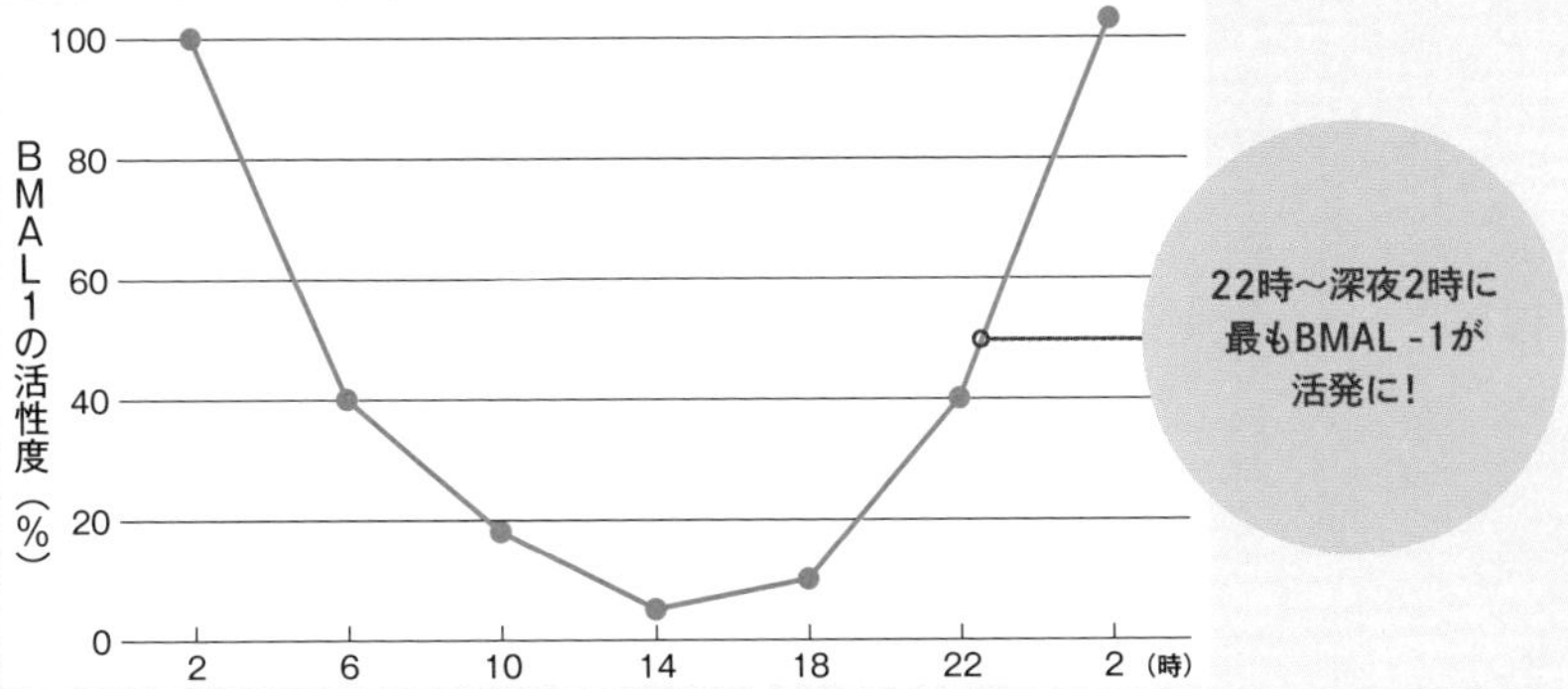
100
80
60
40
20
0
BMAL1の活性度（%）
2
6
10
14
18
22
2（時）
22時～深夜2時に
最もBMAL -1が
活発に!

出典:グラフデータ／日本大学薬学部　榛葉繁紀准教授による。

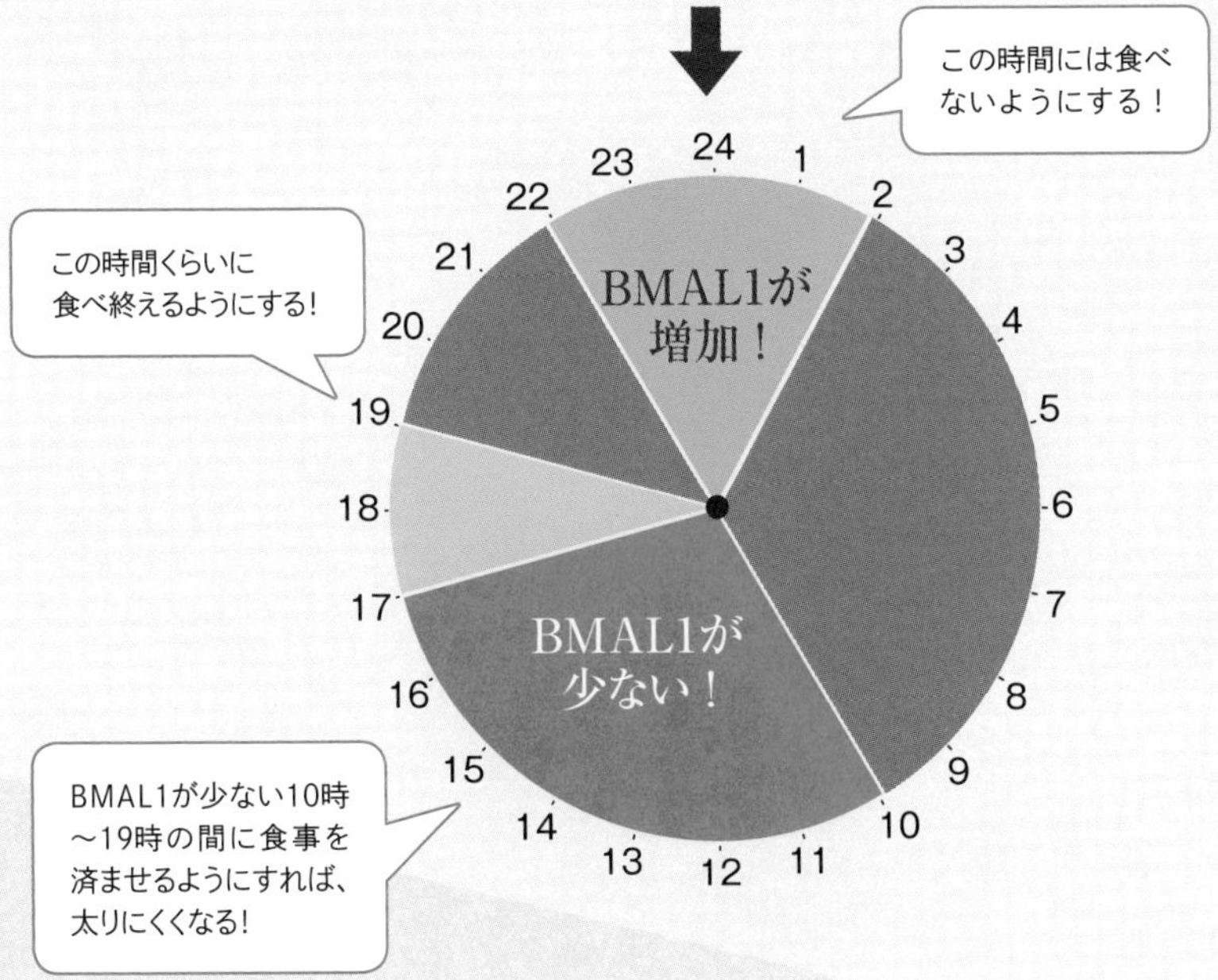
この時間には食べないようにする!
この時間くらいに食べ終えるようにする!
BMAL1が増加!
BMAL1が少ない!
BMAL1が少ない10時～19時の間に食事を済ませるようにすれば、太りにくくなる!
24
1
2
3
4
5
6
7
8
9
10
11
12
13
14
15
16
17
18
19
20
21
22
23

肉と卵は積極的に食べるべし

アルブミン量を増やし痩せやすい体に

中性脂肪を減らすためには、糖質を減らすことに加えて、**動物性たんぱく質をたっぷり含む肉と卵を積極的に食べるように心がけましょう。**

肉に含まれている脂を敬遠する人がいますが、体のエネルギー源や細胞膜などの材料になる大切な栄養素なので、糖質を減らした分きちんと食べるのが正解です。

また、卵も肉と同様、優秀なたんぱく源です。「卵はコレステロール値を上げる」という説もありましたが、それはずいぶん前に誤りであるということがわかっています。

さらに、**動物性たんぱく質は体内のアルブミンの量を増やす効果があります。**20ページでも触れましたが、アルブミンは血液に含まれるたんぱく質。筋肉や血管、髪の毛、皮膚などを構成する組織の材料であるアミノ酸を体中に運ぶ役割があり、不足するとアミノ酸が必要な組織に行き届かなくなります。脂肪を燃焼する筋肉量も減るので痩せにくくなるうえ、骨がもろくなる、免疫力が落ちるといった、様々な問題も引き起こします。

たんぱく質の1日の摂取量の目安は、体重1キロあたり約1グラム。体重60キロの人であれば60グラムを目指しましょう。肉は100グラムにつき約20グラム、卵1個につき約10グラムのたんぱく質が含まれているので、食材を組み合わせながら日々のメニューにとり入れてください。

肉と卵はたくさん食べても大丈夫?

脂肪の原因となるのは糖質なので、肉をたくさん食べると太るというのは誤解です。
また、卵はコレステロール値を上げる原因ではないので心配はいりません。

肉を食べても……

太らない！

卵を食べても……

コレステロール値は上がらない！

1日に肉と卵はどれくらい食べればいいの?

体重1kgあたり1g

=

60kgの人なら60g

たんぱく質量の目安

・肉100g=約20g

・卵1個=約10g

おすすめの食べ方

緑黄色野菜をプラスして
たんぱく質の
代謝をアップ！

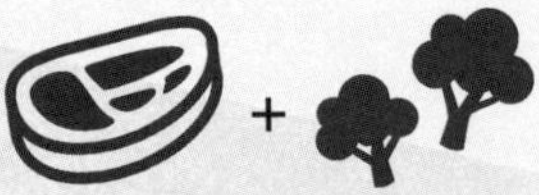

肉＋ブロッコリー

常備しておけば
そのままでも
サラダやおでんにも！

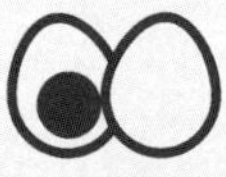

ゆで卵

一緒に食べれば
たくさんたんぱく質が
とれて一石二鳥！

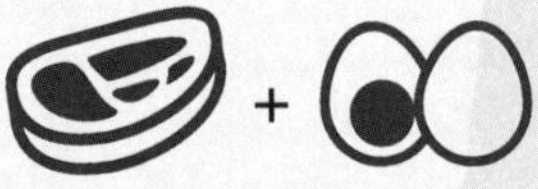

肉＋卵

内臓脂肪を減らすには〝サバ缶と納豆〟

DHAとEPAはサバ缶1つでOK

内臓脂肪を減らすために積極的に活用してほしいのが「サバ缶」と「納豆」です。

サバにはDHA（ドコサヘキサエン酸）やEPA（エイコサペンタエン酸）という必須脂肪酸の一種が多く含まれており、6週間とり続けると内臓脂肪が減少することがわかっています。どちらも青魚に含まれているのですが、体内では合成できないので食べ物から摂取する必要があります。

中でもサバ缶をおすすめするポイントは、1缶でDHAとEPAの1日の摂取目安量（両方あわせて約2000㎎）をほぼ摂取できること。どこでも安価に入手でき手軽に食べられることや、酸化していないDHA、EPAがとれることも魅力的です。

また、納豆は健康効果の宝庫といわれるだけあって、内臓脂肪が気になる人にとってほしい栄養素もたくさん含まれています。特に、納豆のねばねば成分である「ナットウキナーゼ」は血液の凝固を防ぎ、血管がつまる原因となる血栓を溶かす働きがあります。血栓は深夜から早朝にかけて生じやすいので、夕方以降に食べるとその効果がさらに高まるでしょう。

さらに納豆の原料である大豆には、豊富な食物繊維や植物性たんぱく質が含まれており、糖の分解や吸収を緩やかにします。脂肪の代謝を促す大豆サポニンなども含まれています。

サバの良質な脂が内臓脂肪に効く!

DHA

ドコサヘキサエン酸

EPA 同様、体内では合成できない必須脂肪酸のひとつです。脳神経の情報伝達を促す働きがあり、脳の活性化への効果が期待されています。

EPA

エイコサペンタエン酸

体内では合成できない必須脂肪酸のひとつで、サバなどの青魚に多く含まれます。血管や血液の健康を維持し、中性脂肪を下げる働きがあります。

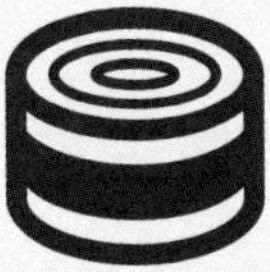

＼サバ缶が便利!／

・EPAとDHAを合わせて1日の摂取目安の約2000mgがとれる。
・どこでも入手しやすい。
・調理済みで手軽に食べられる。

納豆のすごい効果!

成分	働き・効果
植物性たんぱく質	体の細胞の材料となる
食物繊維	糖の分解や吸収を緩やかにする
大豆サポニン	脂肪の代謝を促す
大豆オリゴ糖	腸内環境を整える
大豆イソフラボン	高い抗酸化作用がある

納豆の材料となる大豆は植物性たんぱく質が豊富です。また、大豆の成分には糖の分解や吸収を緩やかにする効果や脂肪代謝を促す効果もあり、肥満を防止してくれます。

夜に食べるのがベスト!

卵をプラスする!

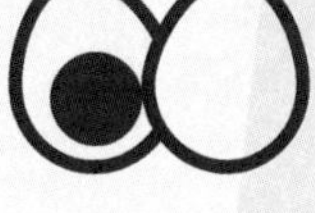

海藻ときのこは究極の食材

食物繊維が血糖値の急上昇を防ぐ

海藻には、水に溶けやすい性質の水溶性食物繊維が豊富に含まれています。その中でも「フコイダン」は糖の吸収を緩やかにして血糖値の急上昇を防ぎ、さらに腸内の余分なコレステロールや有害物質を絡め取って排出する作用もあります。

そのほか、海藻のぬめり成分である「アルギン酸」にも食後の血糖値の急上昇を防ぐ働きがあります。海藻は、カルシウムや亜鉛、マグネシウムなどのミネラルも豊富で、体の新陳代謝を促し血圧や血糖値を調整してくれます。

なお海藻は一度にたくさん食べるよりも、食事のたびに少しずつ摂取するほうが効果的です。水で戻して使える手軽な食材などを活用しつつ、わかめやこんぶ、ひじき、もずく、海苔、あおさなど、いろいろな食材を取り入れてみましょう。

きのこは水溶性食物繊維と、水に溶けにくい不溶性食物繊維、両方を含んでいます。フコイダンと同様、水溶性食物繊維が血糖値の急上昇を防ぎ、不溶性食物繊維が腸内環境を整えて便通を促してくれます。また、糖質の代謝を促進させる「ナイアシン」などのビタミンB群や、血糖値を下げて免疫力を高める食物繊維の一種「β-グルカン」なども豊富です。

食べ方のコツとしては、食物繊維で糖の吸収を緩やかにするため、食事の最初や中ほどにとるとよいでしょう。

ぬめりのもと「フコイダン」が体にいい！

フコイダン

糖の吸収を遅らせたり、余分なコレステロールを排出したりする働きのある水溶性食物繊維です。抗酸化作用や免疫力を上げる働きもあります。

血糖値の上昇を防ぐ

コレステロール値を下げる

肝機能を向上させる

＼ 糖の吸収を抑える！ ／

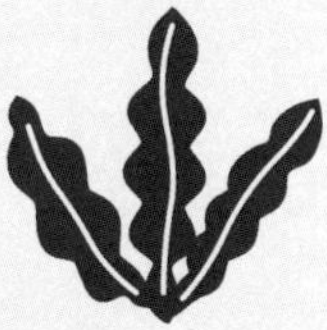

わかめ

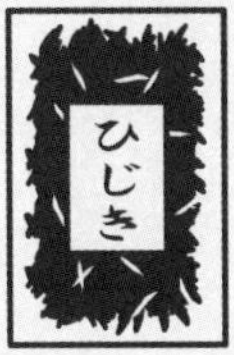

ひじき

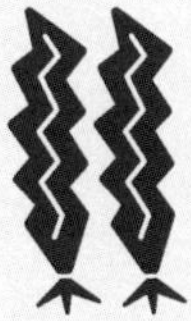

こんぶ

きのこが糖の代謝を上げる！

ナイアシン

水溶性ビタミンであるビタミンB群のひとつです。糖の代謝を上げる働きをはじめ、たんぱく質や脂質からエネルギーを産生する効果があります。

β-グルカン

食物繊維の一種で、血糖値を下げる働きがあります。免疫力を高め、がんの予防にも効果があると期待されています。

＼ 食事の最初や中ほどに食べるとさらに効果的！ ／

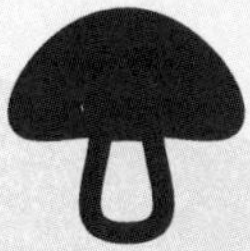

しいたけ

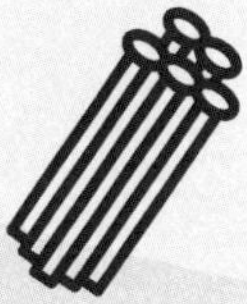

えのき

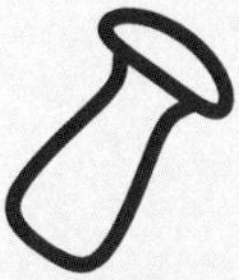

エリンギ

食べると内臓脂肪が増えにくくなる！

よい野菜と悪い野菜

いも類、根菜類は糖質高め

野菜はヘルシーで、脂肪を減らすには最適な食材ととらえている人は多いと思います。ただ一口に野菜といっても、**どんどん食べてほしい野菜と、注意してほしい野菜があります。**

たとえば、じゃがいもやさつまいも、里芋、山芋などの**いも類は糖質が多いので注意が必要です。**食物繊維は豊富なのですが、糖質含有量もじゃがいも1個（150グラム）につき22グラム、さつまいも1本（250グラム）は65・7グラムと高め。春雨や片栗粉もいも類のでんぷんが原料となっているため控えたい食品です。

また、**根菜類も糖質量が比較的高め。**かぼちゃは50グラムで8・6グラム、にんじん小1本（90グラム）で5・6グラム、れんこん小1個（120グラム）で13グラムです。甘いフルーツトマトも糖質が多いので食べ過ぎは禁物です。

ただ、いも類や根菜類に含まれる糖質は多糖類と呼ばれるもので、ほかの糖質に比べて消化・吸収に時間がかかるという特性があります。食物繊維も豊富なので食後に血糖値が急上昇することはないため、極端に減らさなくてもよいでしょう。

一方、**葉物野菜は糖質が少なくビタミンCも補給できる優秀な食材**です。ブロッコリーやほうれん草、アスパラなどはたんぱく質の代謝に不可欠な葉酸を多く含んでいるため、肉や魚、卵などと合わせて食べるとよいでしょう。

糖質が多い野菜

野菜は栄養価が高くビタミンなども豊富なので健康のためには欠かせない食材です。
しかし、いも類や根菜類などには糖質を多く含むものもあるため、
食べ過ぎには注意が必要です。

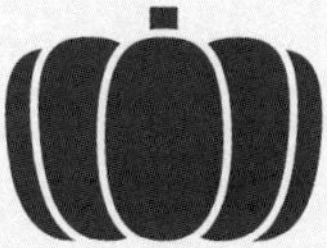
かぼちゃ

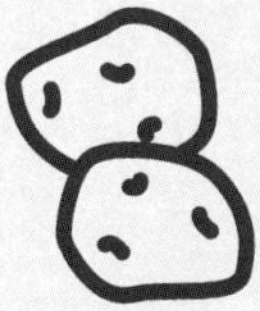
じゃがいも

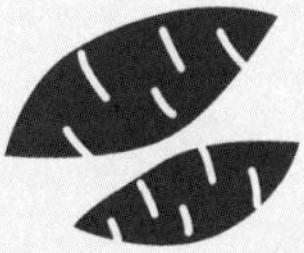
さつまいも

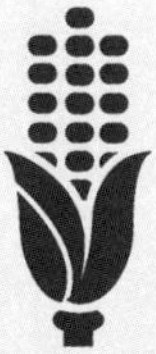
とうもろこし

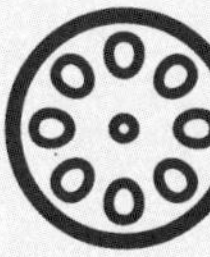
れんこん

糖質が少ない野菜

野菜も糖質の少ないものを中心に選ぶように心がけましょう。
糖質を少なくした代わりにそのような野菜をとれば内臓脂肪を落とす食事になります。
食事の最初に食べることもポイントです。

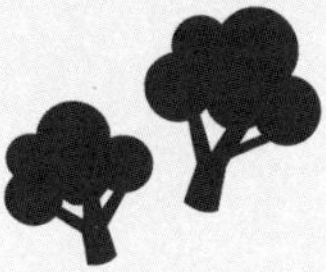
ブロッコリー

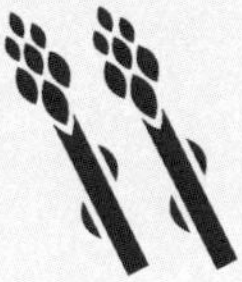
アスパラガス

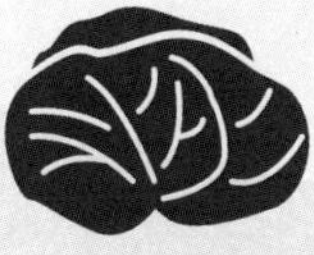
キャベツ

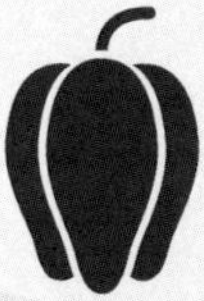
ピーマン

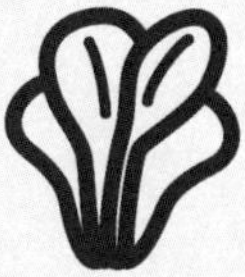
ほうれん草

大さじ1杯のお酢が内臓脂肪も体調不良も撃退

バリエーションを楽しんで毎日摂取

お酢の主成分である**酢酸**には、**脂肪の合成を抑制し、かつ脂肪の燃焼を促す作用**があります。また、**食後の血糖値上昇を抑制する**、**高血圧を防ぐ**、**疲労を回復する**などの効果もあります。

大手醸造メーカーの株式会社Mizkan Holdingsの調査によると、肥満気味の人が毎日大さじ1杯（約15㎖）のお酢を含む飲料（500㎖）を朝晩2回に分けてとり続けたところ、12週間後には内臓脂肪の数値が平均で約5％下がったことがわかりました。同時に動脈硬化を進行させる血中中性脂肪も平均で18.2％減少したことがわかりました。

お酢の健康効果を得るには、毎日大さじ1杯をとり続けるのがポイントです。そのまま飲むとのどや胃の粘膜を傷める可能性があるので、5～10倍に薄めて飲むことも大切。少しずつ複数回に分けて飲んでもよいでしょう。

米酢やりんご酢、黒酢などお酢には様々な種類がありますが、好みのものでOK。カルシウムが豊富な牛乳、抗酸化作用のあるトマトジュースなどに混ぜれば、栄養価が高いジュースが楽しめます。お酢大さじ1に対して、飲み物は120㎖が目安です。納豆など普段のおかずにちょっと足すのも効果的で、アサリやシジミなど貝のみそ汁に加えるとお酢によってカルシウムなどのミネラルが溶け出し吸収しやすくなります。また、キャベツや玉ねぎ、トマトなどの野菜をお酢に漬けて常備菜にすると便利です。

お酢が脂肪をつくるのを防ぐ

酢酸 × クエン酸 ＝ 脂肪の合成を抑制

お酢の主成分である酢酸には脂肪の合成を防ぐ効果に加え、脂肪を燃焼する働きもあります。
また、同様にお酢に含まれるクエン酸には強い抗酸化作用があり、
悪玉コレステロールの発生を防いでくれます。

毎日とり続けることで効果が出る

毎日大さじ1のお酢を12週間続けたら……

内臓脂肪	中性脂肪
平均5%減	平均19%減

肥満気味の男女175人が大さじ1（15㎖）のお酢を飲料（500㎖）に混ぜて朝晩2回に分けてとり続けたところ、内臓脂肪や中性脂肪が減少することがわかりました。

出典：Mizkan Holdingsの研究「Vinegar intake reduces body weight, body fat mass, and serum triglyceride levels in obese Japanese subjects」（Bioscience, Biotechnology, and Biochemistry73(8)：1837-1843　2009）より

りんご酢や黒酢などお好みのお酢でOK！
飲み物やみそ汁に混ぜたり、野菜を酢漬けにしたりするのもおすすめです。飲む際には必ず5～10倍に薄めて、のどや胃の粘膜を傷めないようにしましょう。

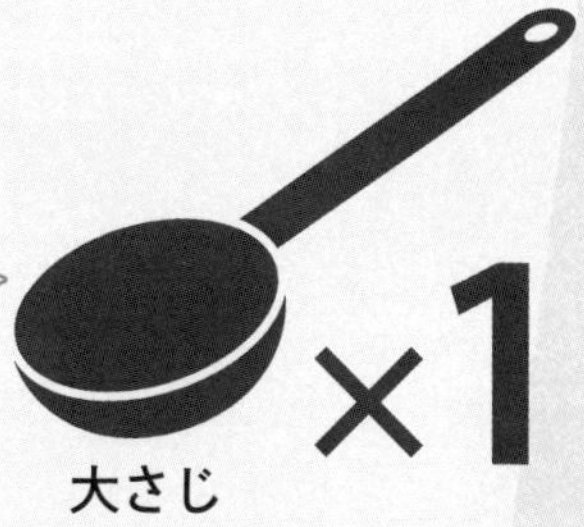

高カカオチョコレートが内臓脂肪を減らす

1日25グラムを5回に分けて食べる

カカオ成分70％以上のチョコレート（高カカオチョコレート）は、内臓脂肪を燃焼しやすくするために活用したい食材です。

高カカオチョコには「カカオプロテイン」という消化吸収の遅い、植物性たんぱく質が豊富に含まれています。食物繊維も豊富に含まれているため、両方の栄養素の働きによって小腸からの糖質の吸収が緩やかになります。**血糖値の上昇も緩やかになって内臓脂肪がつきにくくなり、脂肪が燃焼しやすくもなります。**

また、高カカオチョコにとりわけ豊富に含まれる抗酸化物質「カカオポリフェノール」も大変有益です。**肝臓の機能を改善する働きがあり、1日に数回、少しずつ食べ続けることによって脂肪が燃焼しやすくなる**ということがわかっています。

ポリフェノールは体内にためておくことができないので、1回5グラム（小さいピース1枚）ずつ、5回に分けて食べるのがベスト。少しずつ食べることで、血糖値の乱高下も防げます。朝昼晩の食事の前、午前と午後に1回ずつのおやつで、合計25グラム食べるのがおすすめです。

甘いものを我慢し過ぎるとストレスがたまり反動で大食いして脂肪をためやすくなるうえ、ドカ食いは糖尿病のリスクを高めることもあります。ほのかに甘いチョコレートを少しずつ食べることで、ストレスの緩和にもつながるでしょう。

ポリフェノールの量がトップクラス

カカオ成分を70％以上含む高カカオチョコレートには「カカオポリフェノール」が多く含まれています。このカカオポリフェノールには脂肪を燃焼させる効果があるため、ダイエット中の間食に最適です。また、インスリンの働きを改善する効果もあり、血糖値の乱高下を防ぐ働きもあります。

食品100g当たりのポリフェノール含有量

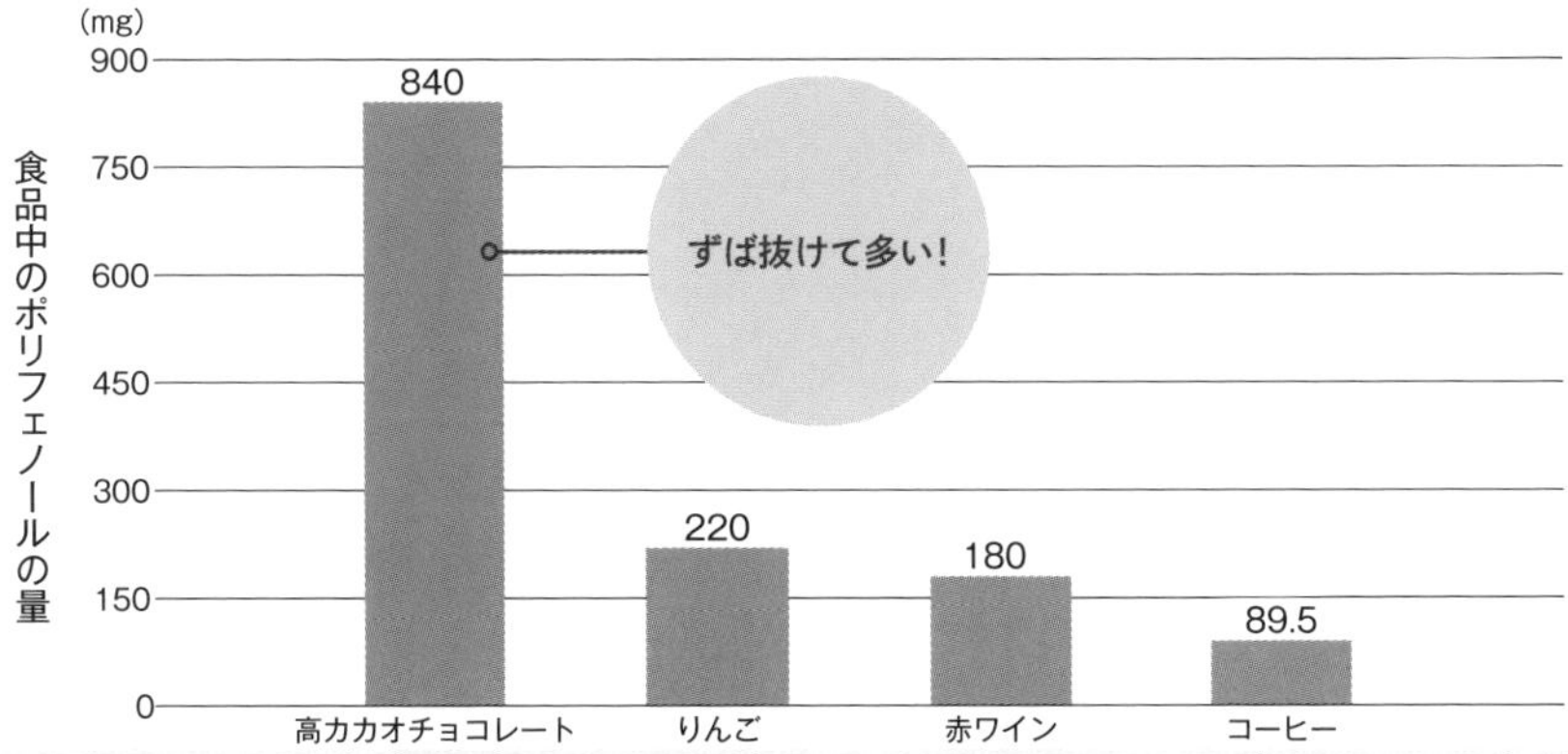
(mg)
900
750
600
450
300
150
0
食品中のポリフェノールの量
840
220
180
89.5
ずば抜けて多い！
高カカオチョコレート
りんご
赤ワイン
コーヒー

出典：Scalbert A and Williamson G. J Nutr 1 30:2073S-85S,2000. などを参考に作成

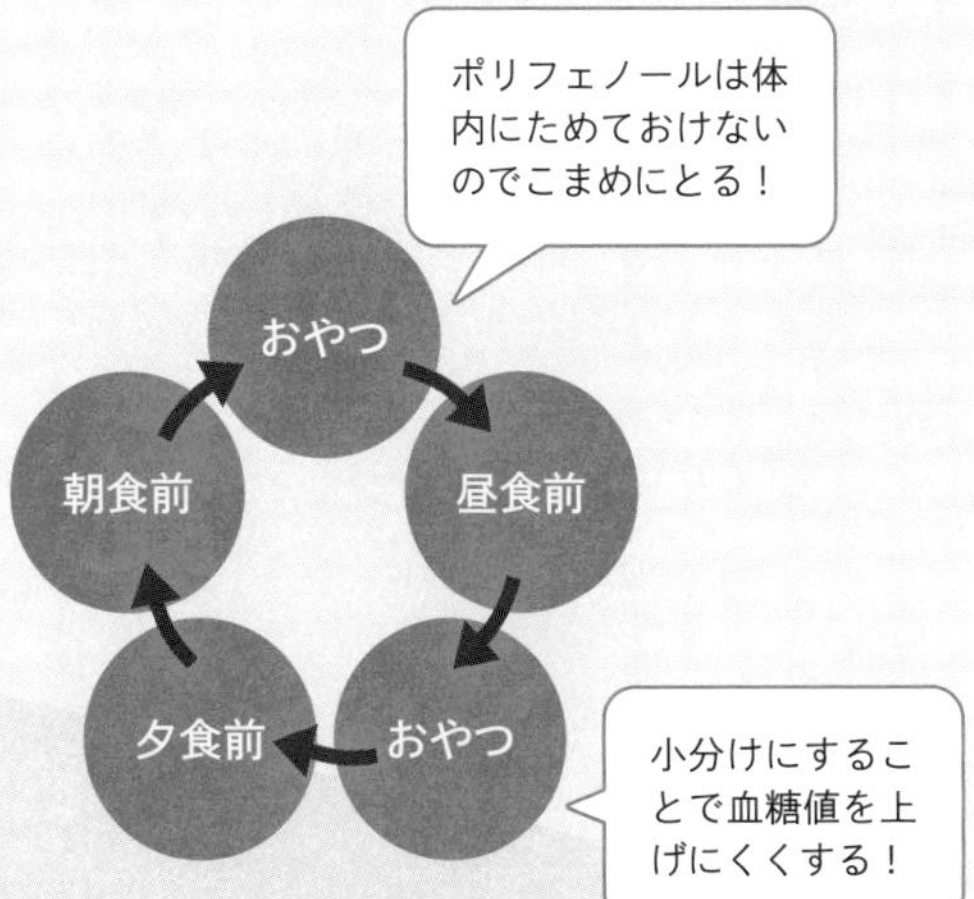
ポリフェノールは体内にためておけないのでこまめにとる！
おやつ
昼食前
おやつ
夕食前
朝食前
小分けにすることで血糖値を上げにくくする！

- 脂肪を燃焼させる
- 肝機能を改善する
- 血糖値を下げる
- コレステロール値を改善する
- 脳を活性化させる
- イライラを抑える

飲むだけで痩せる!? 緑茶最強説

食前・食後に飲んで血糖値上昇を防ぐ

緑茶は内臓脂肪を減らしたい人にとって強い味方です。食事のときに飲むのはもちろん、お酒を飲む際の口直しにも緑茶を飲むとよいでしょう。緑茶の渋み成分であるカテキンはポリフェノールの一種。**食後の血糖値の上昇を抑える働きがあり、中性脂肪の合成を防ぐのです。**

また、β-カロテンやビタミンCといった抗酸化ビタミンや、糖質の代謝をよくするビタミンB群も豊富に含まれています。この点からも脂肪の燃焼が促進されるうえ、コレステロール値の異常や高血圧の改善、活性酸素を減らすなどの効果も期待できます。

飲み方のポイントは、**血糖値の上昇を防ぐため食前に飲むこと**。さらに、**食後に1杯飲むことで、渋みと苦みが満腹感を与え、食べ過ぎ防止にも役立ちます**。茶葉はフードプロセッサーなどで粉末にし料理に使うのもおすすめです。あげ物の衣に混ぜたり、ふりかけにしたりすれば有効成分を余すところなく摂取できます。ペットボトルの緑茶でももちろんOKですが、冷たい物を飲み過ぎると腸の働きが鈍るので注意してください。

緑茶以外では番茶が内臓脂肪のもととなる中性脂肪を減らすために有効です。番茶に含まれる「ポリサッカライド」が糖質を効率よく処理し、排出に役立ちます。ただし、ポリサッカライドは熱に弱いので、水出しで飲むようにしましょう。

緑茶で脂肪が減る!

食前に飲む

緑茶に含まれるポリフェノールの一種であるカテキンが、食後の血糖値の上昇を抑え、糖質の吸収を遅らせます。

茶葉も一緒に

フードプロセッサーで粉末にして料理に混ぜるなど、茶葉ごと摂取すれば、さらに健康効果が高まります。

緑茶の効能

- 糖の吸収を抑制する
- 脂肪を燃焼する
- 血糖値の上昇を抑える
- コレステロール値を適正に保つ
- 中性脂肪の合成を防ぐ

ペットボトルのお茶でもOK！

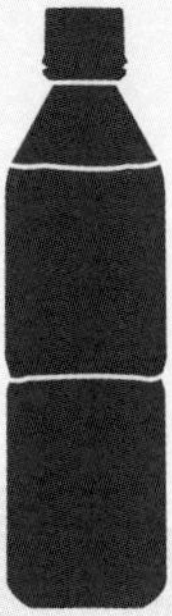

できれば温かい物を選んで腸の動きが鈍くならないようにしましょう。

老化を招くAGEにご用心

糖質過多で老けて見えるようになる

人間の肌の若々しさを左右するのは、肌構造の中の「真皮」という部分です。真皮は主にコラーゲン線維とエラスチン線維という2つのたんぱく質でできているのですが、血糖値が高くなると糖分がコラーゲン線維に絡みついていきます。その現象を「糖化」といい、たんぱく質に糖が絡みついた物質が「AGE」(終末糖化産物)です。AGEが増えた肌はみずみずしさが失われ、老けて見えるようになります。

このような糖化は髪の毛や眼球、心臓、血管など体のいたるところで進み、体は老化していきます。つまり、**糖質をとり過ぎると内臓脂肪が増えるだけではなく、高血糖になって体を老化させるAGEがはびこってしまうのです。**

また、このAGEは、**食品そのものからも吸収され、体内に蓄積されることがわかってきました。**高温で調理したたんぱく質にAGEが多い傾向があり、ベーコンや北京ダック、フライドポテト、パンケーキなどが高AGE食品の代表です。同じ食材でも、高温で調理するほどAGEは多くなるので、炒め物やあげ物よりゆでたり蒸したりした料理のほうがAGEは少なくなります。

食品中のAGEのほとんどは、体内に吸収されることなく排泄されますが、食べた量の約0・6%は体内にたまり老化の原因になります。AGEの多い商品はなるべく避けたほうがよいでしょう。

老化の原因は糖質だった！

体内のたんぱく質に糖質が結びつくと老化現象が起きます。
肌のたんぱく質と結びつけば弾力を失い、
髪のたんぱく質と結びつけばパサパサになるなど、体中で老化が続くのです。

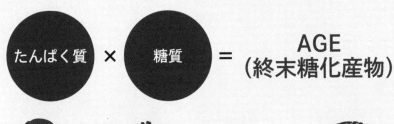

たんぱく質 × 糖質 ＝ AGE（終末糖化産物）

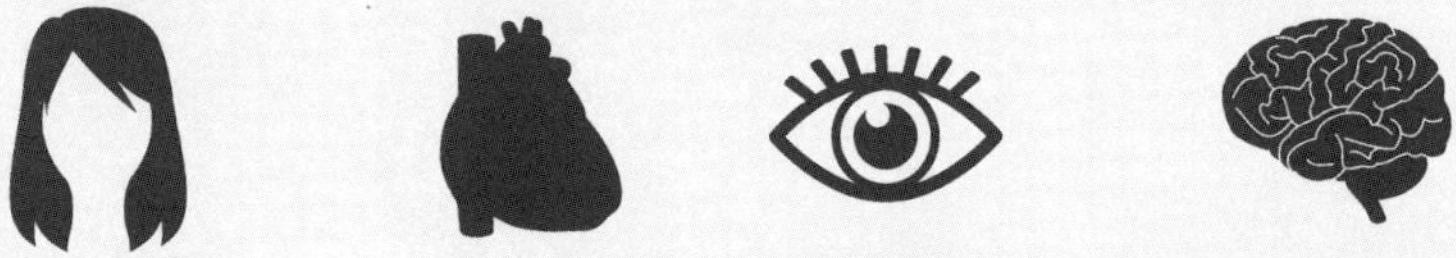

髪がパサパサに　心筋梗塞に　白内障に　アルツハイマー病に

同じ食材でも調理の仕方でAGEの量が変わる

AGEは食品そのものからも吸収されることがわかってきました。食品に含まれるAGEのほとんどはそのまま排出されますが、約0.6％は体内に残ります。

また、同じ食材でも高温で調理するほど、AGEが多くなるので注意が必要です。

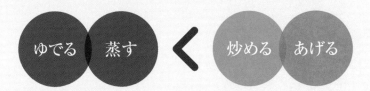

ゆでる・蒸す ＜ 炒める・あげる

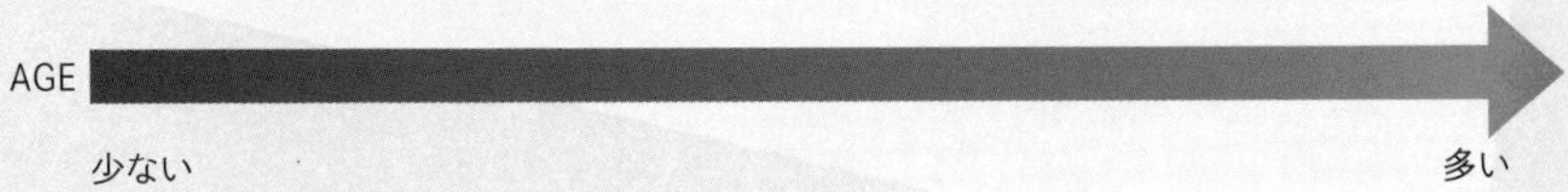

実はヘルシーじゃない！控えるべき食べ物

果物の果糖は内臓脂肪をためやすい

果物はビタミンや食物繊維をたっぷりとれるので健康的な食べ物だと思われがちですが、内臓脂肪を減らしたいのであれば、常食や過食を避けるべきです。

そもそも糖質は、その分子の大きさから3種類に分類されます。まず、ブドウ糖や果糖などが含まれる「単糖類」、ショ糖や乳糖、麦芽糖などの「二糖類」、そして穀類やいも類のでんぷんなどが含まれる「多糖類」です。単糖類が分解・吸収のスピードが最も速く、次が二糖類、最も遅いのが多糖類になります。

果物に含まれる糖質は、単糖類の果糖です。消化吸収が早いため食後に血糖値を急上昇させ、中性脂肪を増やします。果物や野菜をジューサーにかけてつくるスムージーは、食物繊維が切り刻まれることでより消化がよくなります。一見、ヘルシーなイメージがありますが、実は脂肪をためやすい飲み物なのです。

ただ、旬の果物はビタミンなどが豊富で、健康効果、美容効果は高いもの。食べる場合は、**朝食と一緒に食べるようにしましょう。活動量が減って糖質が消費されにくい夜は避けて正解です。**

そのほか「軽く食事をとりたい」といったときに、手軽に食べられるサンドイッチやそばを選ぶ人は多いと思います。しかし、いずれも糖質が多いメニューでヘルシーとはいえません。

「軽めの食事」が逆に太る原因?

ヘルシーだと思って「軽めの食事」を選んでいると、
意外と糖質が多い食事になってしまうことがあります。
思い込みで食事を選ぶのをやめて、糖質を控えた食生活を心がけましょう。

含まれている糖質の量の目安

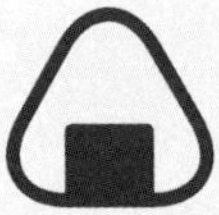

おにぎり(1個当たり)
30〜50g 前後

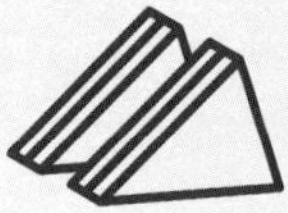

サンドイッチ(1パック当たり)
20〜70g 前後

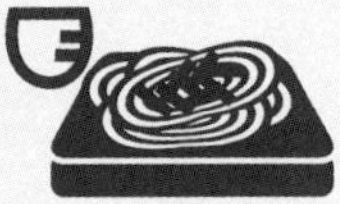

そば(1人前当たり)
45〜60g 前後

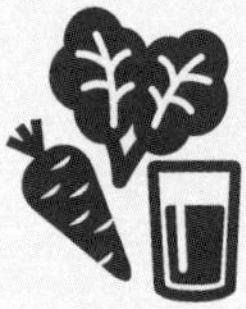

野菜ジュース(1杯当たり)
20〜30g 前後

はちみつ(大さじ1当たり)
15〜20g 前後

含まれている糖質の量の目安

健康によい、食べると痩せると思われている果物ですが、果物に含まれる「単糖類」と
呼ばれる糖質は最も単純な構造を持っており、簡単に吸収され血糖値を上げてしまいます。

果物名	基準量	糖質(g)
りんご	250g(1個)	35.3
バナナ	100g(1本)	21.4
桃	170g(1個)	15.1
グレープフルーツ	210g(1個)	18.9
オレンジ	130g(1個)	14.0
キウイ	85g(1個)	9.4

Column

歯みがきをすると痩せる?

口の中の細菌の一部が唾液や食べ物を介して腸内に入ると、
老廃物がたまりやすくなり便秘などの原因に。さらにその状態が悪化すると、
腸内の老廃物から出た有害物質が血液にのって全身に広がり、
体の代謝を低下させて脂肪を燃焼しにくくさせてしまいます。

歯みがきの3つのポイント

❶みがくのは朝起きてすぐと就寝前

眠っている間に増えた細菌を飲み込んでしまわないよう、朝食前、夜は寝る前にみがいて口の中をきれいにしておきます。できれば毎食後にみがき、2日に一度は念入りに。

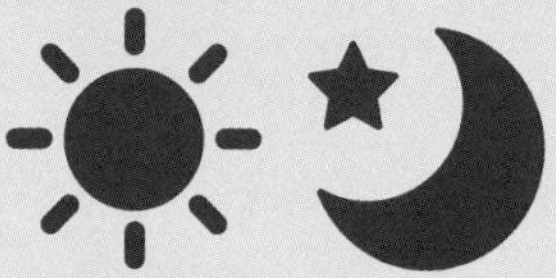

❷歯ブラシの交換は1ヶ月に1回

歯ブラシの毛先が広がってきたら交換のタイミングです。歯ブラシの寿命は約1ヶ月でそれよりも前に広がってしまう場合は、みがく際に力が入り過ぎている可能性があります。

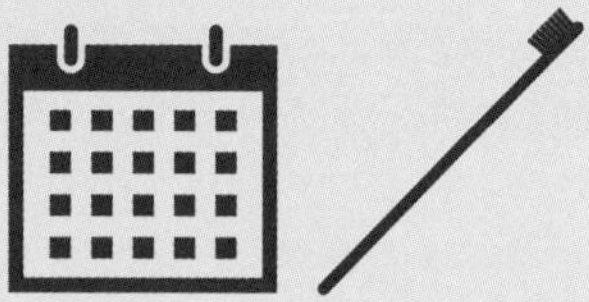

❸歯間ブラシやデンタルフロスを使う

歯ブラシだけでは歯間につまった汚れは落としきれません。歯ブラシのみではプラーク(歯にたまった垢)の除去率は約61%。歯間ブラシとの併用では約85%まで上がります。

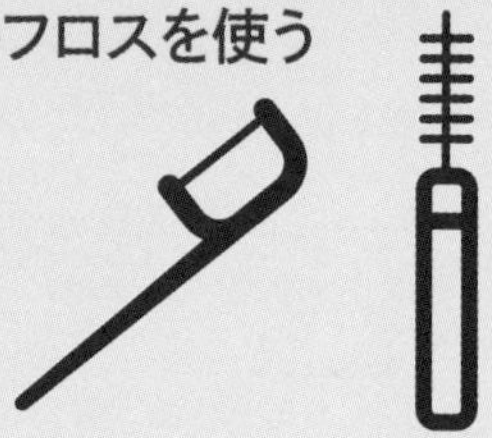

第4章

外食、飲み会を賢く乗り切る

外食でも太らないメニュー選び

しかし、めん類をそんなに時間をかけて食べていたら、めんがのび切ってしまうでしょう。

急いでいるときの立ち食いそばは便利ですが、立ったままかき込むように食べるのはやはりNG。**短い時間で食べると満足感が得にくく食べ過ぎてしまううえ、一気に血糖値が上がって脂肪がたまりやすくなってしまいます。**

どうしてもめん類が食べたいのであれば天ざるにしてたんぱく質を含む天ぷらから食べはじめ、糖質が高いそばはあとに食べましょう。めんにとろみのあるあんがかかっているようなメニュー（あんかけ焼きそばなど）は、あんに片栗粉が使われるためさらに糖質高め。ワンタンめんは皮が小麦粉でつくられており、同じく高めです。

早食いになりやすいめん類は避ける

外食をする場合は、糖質がなるべく少ないメニューを選ぶことが大切で、**最も避けたいメニューはめん類**です。

そばやうどん、ラーメン、スパゲッティなどはどれも糖質が高いもの。ラーメンとチャーハン、そばといなり寿司などのセットは、糖質と糖質のダブルパンチで、その一食で1日分の糖質基準値の大半を占めてしまうでしょう。

また、**めん類は総じて早食いになりやすい**もの。52ページでお伝えしたとおり、内臓脂肪をためないためには一口につき30回噛んで、ランチであれば25分ほどの時間をかけて食べたいところです。

ちょっとの心がけで糖質が抑えられる

外食が多い人でも、少しの工夫で糖質を控えることができます。
食事を楽しむことと健康的な食事を両立させながら、外食も上手に活用しましょう。

ごはんは少なめに

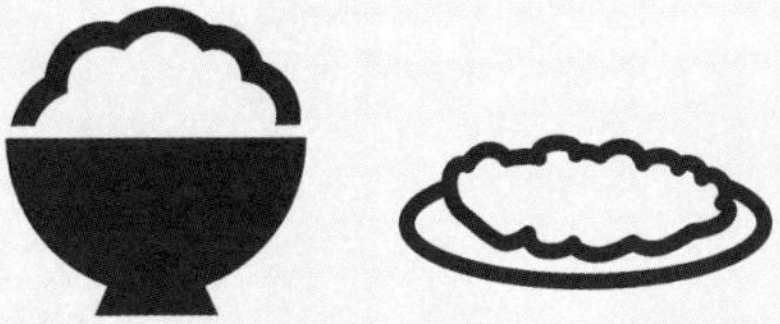

ごはんはいつもより一口分減らすだけでOK。「ごはん少なめで」と注文すれば、対応してくれるお店も多いです。ごはんを減らした分、おかずを食べるようにしましょう。

めん類は週1回に

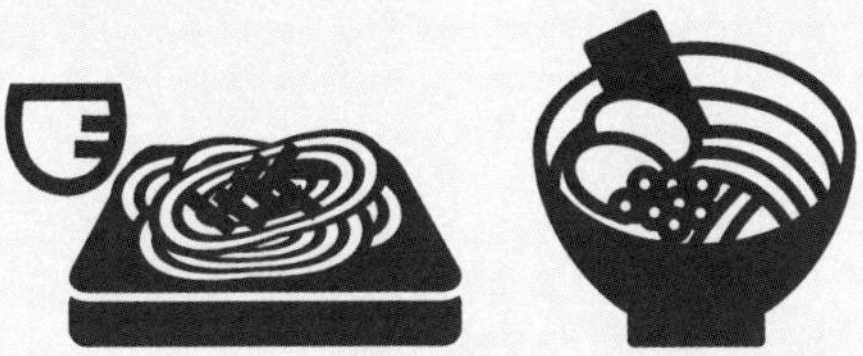

めん類は糖質が多く、早食いになりがちなので、できれば避けたいものです。しかし、我慢のし過ぎもよくないので週に1回にするなど回数を減らすようにしましょう。

なるべく定食に、丼ものならサラダをプラス

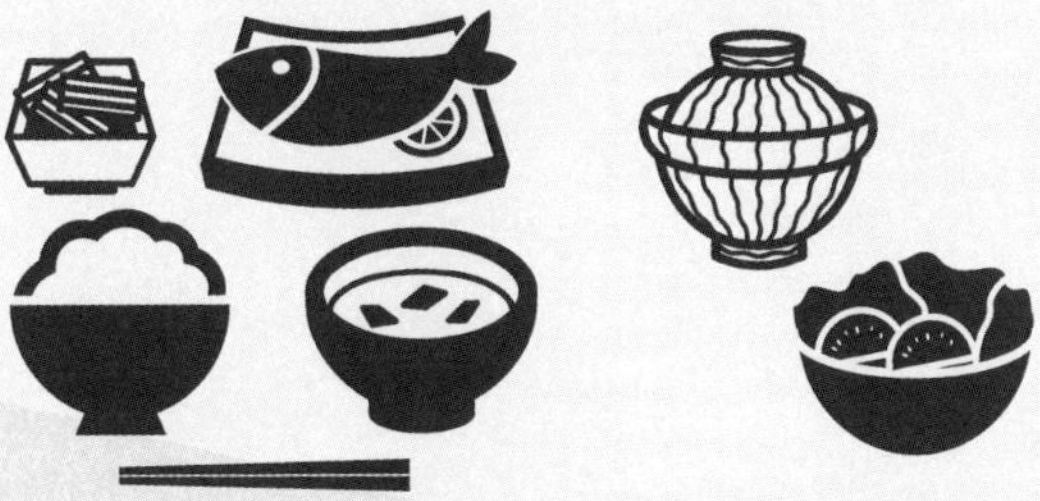

早食いの可能性が高く、ごはんが多くなりがちな丼ものよりも、定食のほうがおすすめです。丼ものにする場合はサラダをつけるように心がけましょう。

これを選べば大丈夫！ 牛丼・焼肉店編

糖質量と食べる順番を意識する

牛丼はごはんの糖質量が多いのが気になるところ。血糖値の上昇をできるだけ遅くする工夫をしながら食べるようにしましょう。

まず、大盛りなどにしてごはんを増やすのはNG。普通量ではどうしても満足できない人は、具だけ増やしてもらうようにしてください。つゆも糖質が多いので、つゆを増やすのも避けましょう。

さらに、サラダやみそ汁などのサイドメニューもオーダーします。糖質は、たんぱく質と一緒にとると吸収が穏やかになるので、生卵をかけるのもおすすめ。エネルギーの燃焼を促進する働きがある紅しょうがもたっぷりいただきましょう。

食べる順番は、お茶を飲みサラダやみそ汁をゆっくりと食べて最後に丼です。丼を食べるときも玉ねぎや牛肉などの具材から食べ、ごはんは最後。食べはじめてから2分後にごはんを食べるのがベターで、15％ほど減らすようにしましょう。

焼き肉を食べに行く場合は、野菜をたくさんとりながら脂身の少ない部位を選んで食べましょう。肉自体は糖質が少なくヘルシーですが、脂身は動脈硬化を招く飽和脂肪酸が多いもの。肉の脂が落ちる網焼きの店を選ぶのもおすすめです。

ここでも野菜類やスープ類を先に食べ、肉を食べるのはあとにします。甘めに味がついた焼き肉のタレは糖質が高いので、塩だれやレモン汁で食べるようにしましょう。

牛丼を食べるときのルール

・大盛りにはしない

ごはんの食べ過ぎは控えましょう。ゆっくり噛んで食べれば並盛りでも満腹感が得られます。

・サイドメニューを頼む

まずはお茶を飲み、サラダやみそ汁などを食べましょう。糖質の吸収を抑えることができます。

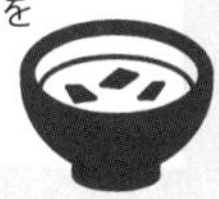

・ごはんは2分後に

いきなりごはんをかき込むのはやめましょう。お茶やサイドメニューを食べてから2分後が目安です。

・生卵をかける

糖質はたんぱく質と一緒に食べるほうが吸収が穏やかです。ただし、早食いには気をつけましょう。

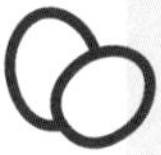

焼き肉を食べるときのルール

・網焼きの店にする

肉は糖質が少なく、意外にヘルシーです。網焼きなら、焼いている最中に余分な脂が落ちてくれます。

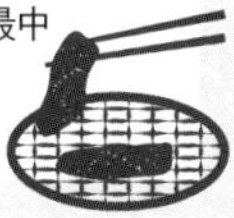

・キムチやナムルから食べる

肉を食べる前に、キムチやナムルなど野菜類を食べてお腹の調子を整えましょう。糖質の吸収も穏やかに。

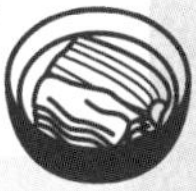

・サンチュに巻いて食べる

抗酸化作用のある緑黄色野菜を一緒に食べれば、LDLコレステロールの酸化を防げます。

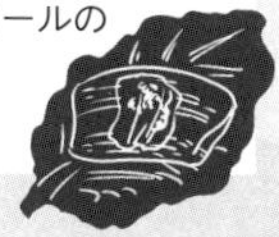

・レモン汁や塩だれで食べる

焼き肉ではできるだけレモン汁や塩だれのものを選んで血糖値の上昇を抑えましょう。

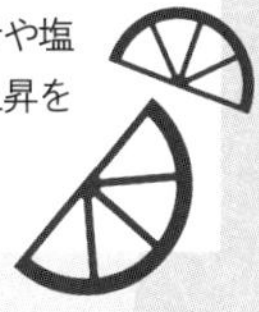

これを選べば大丈夫！ イタリアン・中華料理編

パスタ・ピザ、あんかけ・点心は控えめに

イタリアンレストランで食事する際は、コース料理を避けアラカルトで注文するのがベター。パスタやピザなど糖質が高いメニューは控えめにするなど、自分で調整できるのが理想です。

前菜はサラダやマリネを選びましょう。野菜に含まれる食物繊維が、糖質の吸収を緩やかにしますし、マリネのお酢は中性脂肪を分解してエネルギーに変える働きもあります。メイン料理を食べる前には、ミネストローネなど野菜がたっぷり入ったスープを食べると満足感が得られます。

糖質が高いパンは1個だけ。ピザを食べる場合は、生地が薄いものを選びましょう。唐辛子はエネルギーの燃焼を促すので、パスタはペペロンチーノがおすすめです。

中華料理では野菜が豊富なメニューを積極的に選びましょう。前菜は野菜の炒めものがベターで、空心菜やチンゲンサイなどは血糖値の急上昇を抑えます。糖質を含まないピータンもよいでしょう。

メイン料理を選ぶ際は、みそや醤油、ソースなどで味つけられたメニューは糖質が高めなので避けます。とろみのついたようなメニューも、とろみのもとである片栗粉の糖質が高いのでNG。点心も皮に糖質が多いので、控えたほうがよいでしょう。一方、麻婆豆腐やピリ辛炒めのような唐辛子やしょうがを使った料理は、血行を促進させて脂肪の燃焼を促します。

イタリアンを食べるときのルール

・メインの前にスープを飲む

野菜たっぷりのスープなら、満腹感が得られ、メイン料理の糖質の吸収も抑えられて一石二鳥です。

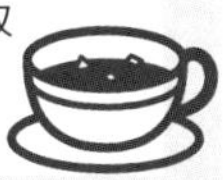

・パンは1つだけ

パンの食べ過ぎには気をつけましょう。バターではなくオリーブオイルをつけて食べるのがおすすめです。

・赤ワインを選ぶ

脂肪がたまるのを防ぐポリフェノールの一種、レスベラトロールを多く含んでいます。

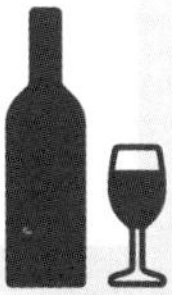

・食後の飲み物は砂糖抜きに

砂糖を入れてしまうと血糖値が上がってしまいます。ミルクやレモンなら入れてもOKです。

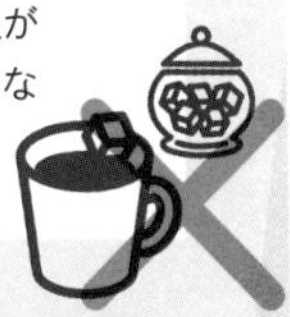

中華料理を食べるときのルール

・デザートはなるべく控える

ごま団子や杏仁豆腐など、中華料理のデザートには糖質が多く含まれているため、できるだけ我慢しましょう。

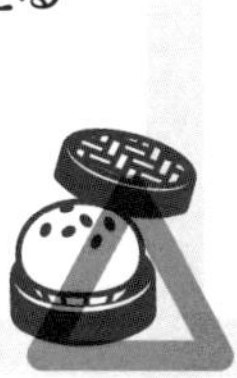

・チャーハンやめん類は選ばない

チャーハンやあんかけ焼きそば、餃子や焼売も糖質が多いため、食べ過ぎには注意が必要です。

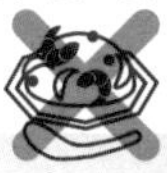
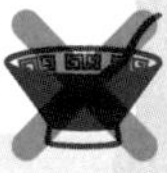

・お酢をかけて食べる

お酢は中性脂肪を分解したり、糖質の吸収を遅らせたりする働きがあるので、積極的に使いましょう。

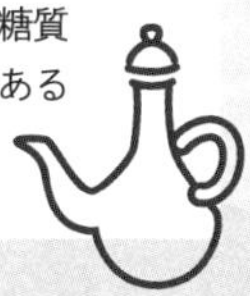

・唐辛子などを使った辛い料理を

麻婆豆腐やピリ辛炒めなど、唐辛子やしょうがを使った料理は血行をよくし、脂肪を燃焼させてくれます。

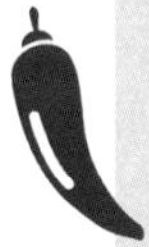

内臓脂肪を減らすコンビニ活用術

野菜＋総菜を基本に選ぶ

様々な種類のメニューがそろうコンビニでは、選び方次第でヘルシーな食事をとることができます。

選び方のポイントは、まず**サラダなどで野菜をしっかりとることです**。サラダを食べるのであれば、ゆで卵やツナ、蒸し大豆やチーズなど、たんぱく質が入ったものを選びましょう。ゆで卵や豆腐などをサラダと別に購入して、トッピングするのでもOK。野菜がたっぷり入ったみそ汁などもよいでしょう。

また、**たんぱく質系の総菜を食べるのもおすすめです**。塩とスパイスで味つけされた蒸し鶏（サラダチキンなど）は糖質が極めて低く優秀です。おでんや肉の炒めものなど、気分に合わせて選べば飽きることもありません。

逆になるべく避けたいのは、おにぎりやパン、中華まん、めん類など糖質が多い品々。特にメロンパンなどの菓子パンは、パンと甘いものというダブル糖質ですから避けて正解です。ヘルシーな印象のあるサンドイッチも、ポテサラサンドはじゃがいもとパン、フルーツサンドは果物とパンのダブル糖質なので要注意。サンドイッチであればレタス、卵、ハムなどの食物繊維とたんぱく質が豊富な具材のものを選びましょう。ライ麦パンや全粒粉パンのような、茶色っぽいパンのものを選ぶと、食物繊維が豊富なのでなおよいです。

コンビニで買うのを控えたいもの

コンビニはとても便利で利用している人も多いと思いますが、おにぎりや菓子パン、中華まんなどには糖質が多く使われています。

また、ヘルシーな印象のあるサンドイッチもポテトサラダやフルーツのものはダブル糖質になるので注意が必要です。

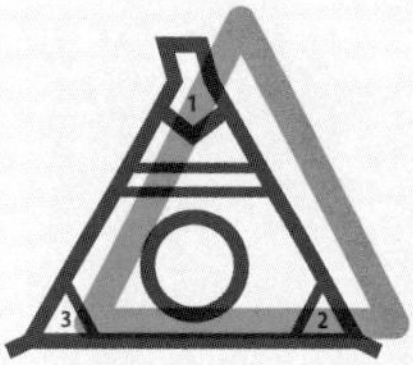

おにぎり

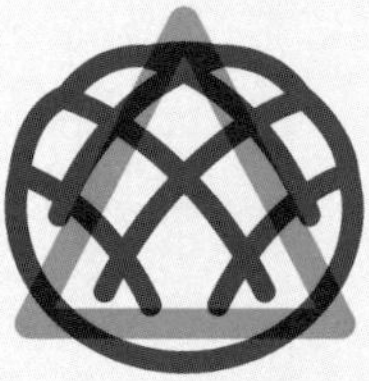

菓子パン

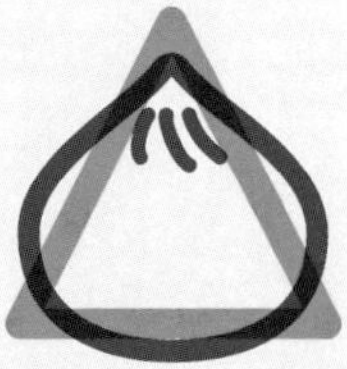

中華まん

コンビニで買える糖質の少ないもの

コンビニでも糖質を抑えた食品を手に入れることができます。焼き鳥をはじめとしたホットスナックは、たんぱく質もとれて便利です。

冬に登場するおでんは糖質が少なく、お腹も心も満たされます。

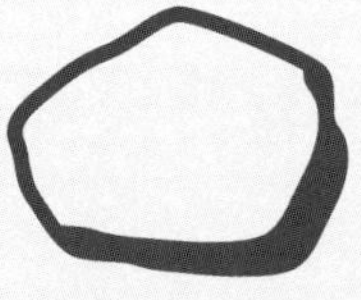

サラダチキン

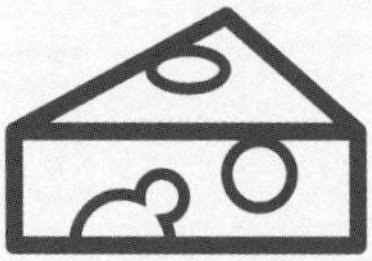

チーズ

焼き鳥

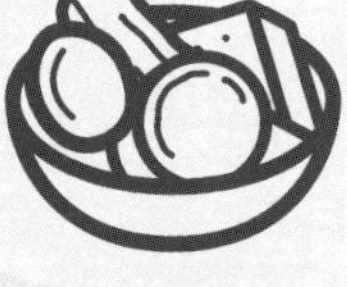

おでん

インスタントみそ汁

お酒＋糖質は内臓脂肪増加一直線

糖質の低いおつまみをよく噛んで食べる

「お酒を飲むと太る」と考える人がいるかもしれませんが、太る原因は酒だけではありません。**お酒を毎日飲む人がお腹まわりなどにたっぷり脂肪がついてしまったのであれば、それは糖質の多いおつまみが原因でしょう。**

お酒を飲むと普段は控えているような糖質の高いおつまみ、シメのラーメンやスイーツなどに手を出しがち。アルコールには食欲を増進させる作用があるので、歯止めがきかなくなることも多いのです。こういったおつまみの食べ方をしていると、内臓脂肪は増えていく一方。これまで説明してきたとおり、糖質を摂取し過ぎると血糖値が急上昇してインスリンが分泌され、余分な糖質が脂肪に変えられてしまいます。

脂肪をためないおつまみの選び方や食べ方は94ページで詳しく解説しますが、おつまみは糖質の低いものを選ぶのが大原則。食べる順番にも気をつけつつ、ゆっくりとたしなむようにしましょう。**おすすめは「食べる」と「飲む」を分けること。**お酒を飲んだらコップを置いておつまみを食べる。ゆっくり噛んで飲み込んだら箸を置いてお酒を飲む。これで食べ過ぎ、飲み過ぎをセーブしやすくなります。

ちなみに、お酒の種類によっても糖質量は異なります（92ページ参照）。砂糖や果汁が入ったお酒は糖質が高く、それだけで太る原因になります。

太る原因はアルコールよりおつまみだった！

25歳以上の男女の習慣的なアルコール摂取量と肥満度（BMI）の関連を調べた調査では、1日当たりビール大びん1本までなら太らず、お酒に含まれるアルコールや糖質だけが肥満の原因ではないことがわかりました。

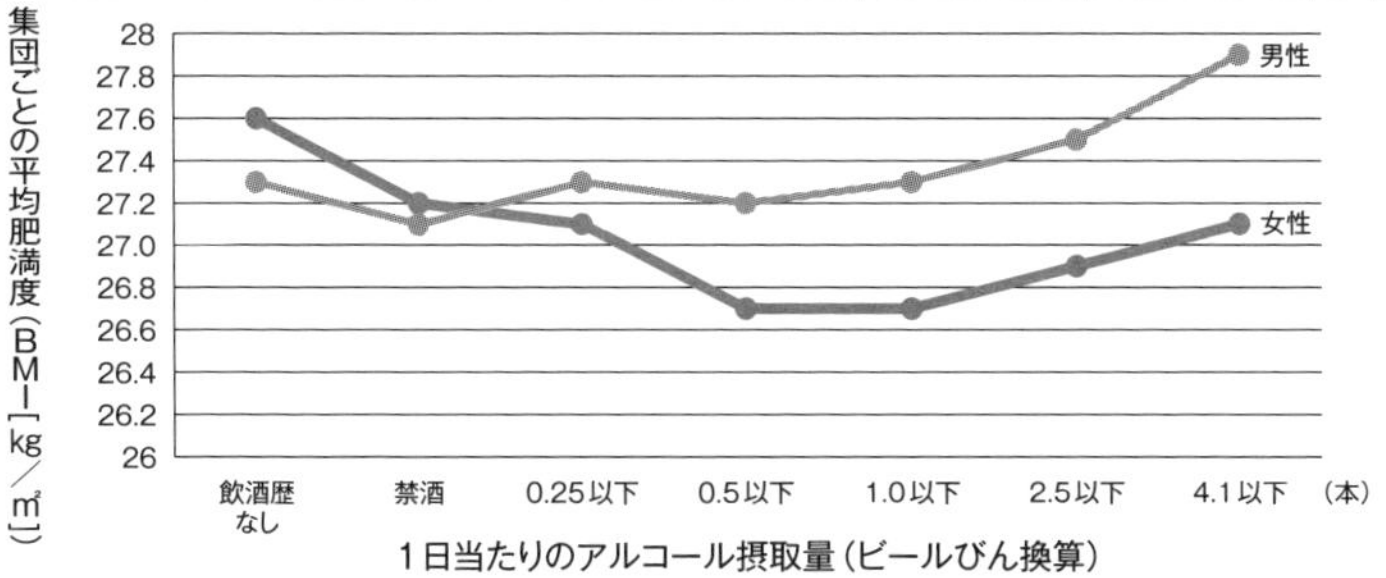

出典:Bergmann MM, et al. The association of lifetime alcohol use with measures of abdominal and general adiposity in a large-scale European cohort. Eur J Clin Nutr 2011;65:1079-1087.

※ビール摂取量は1日当たり摂取量をビール・大びん（淡色ビール:633㎖、アルコール含有量は3.7g/100g、密度は1.008g/㎖）の本数で示している。
※西ヨーロッパ6カ国による共同研究。対象者の年齢は25～70歳。男性が9万9381人、女性が15万8796人。
※年齢、教育年数、身体活動、喫煙習慣、酒以外の食べ物に由来するエネルギー摂取量、その他の結果に及ぼす可能性がある影響を統計的に調整済み。

お酒がもたらす太りやすくなる原因

アルコールだけが直接的な太る理由ではありませんが、お酒を飲むことで食欲が増してしまったり、お酒とおつまみ（糖質）をとることで肝臓の働きが追いつかなかったりなど、太りやすい状態になってしまうのです。

お酒を飲むことで食欲が増す
＝
食べ過ぎに

お酒とおつまみ（糖質）で肝臓が疲労
＝
脂肪が蓄積

お酒でおつまみ（糖質）を流し込む
＝
早食いに

お酒を飲みながらでも内臓脂肪を減らすコツ

適量であれば毎日飲んで健康になれる

「お酒を毎日飲む」と聞くと不健康なイメージを持つ人が多いかもしれませんが、体によくないのはお酒を飲み過ぎてしまうこと。「酒は百薬の長」という言葉があるとおり、適量であれば毎日飲むことでむしろ肝臓が元気になり内臓脂肪が減っていきます。

お酒が体内に入ると肝臓がアルコールを分解するのですが、このとき体内に蓄積された糖をエネルギーとして消費することがわかっています。肝臓にたまった糖も消費するため、肝臓自体も元気になります。お酒をまったく飲まない人よりも、適量を飲む習慣を持つ人のほうが死亡率が低下するという研究結果もあります。

飲酒量を管理するとき、純アルコール量が目安になります。純アルコール量（グラム）は「アルコール度数（％）÷１００×量（ミリリットル）×０・８」で導き出せます。たとえば、アルコール度数５％の缶ビール３５０ミリリットルであれば、「５×３５０×０・８÷１００」で計算し、純アルコール量は14グラムになります。

なお、１日の適量は、純アルコール量40グラム。ビールであれば中びん２本（中ジョッキ２杯）、チューハイ３５０ミリリットル缶２本、ウイスキーダブル２杯、日本酒２合、グラスワイン３杯です。この適量を守ることが、お酒を飲みながら内臓脂肪を減らす一番のポイントになります。

適量のお酒なら健康に

健康な人の「習慣的な飲酒量」と、その後10年余りにわたって死亡状況を調査したところ、「まったく飲まない人」と「適量のお酒を飲む人」の総死亡率を比較した場合、「適量のお酒を飲む人」のほうが死亡率が低いことがわかりました。

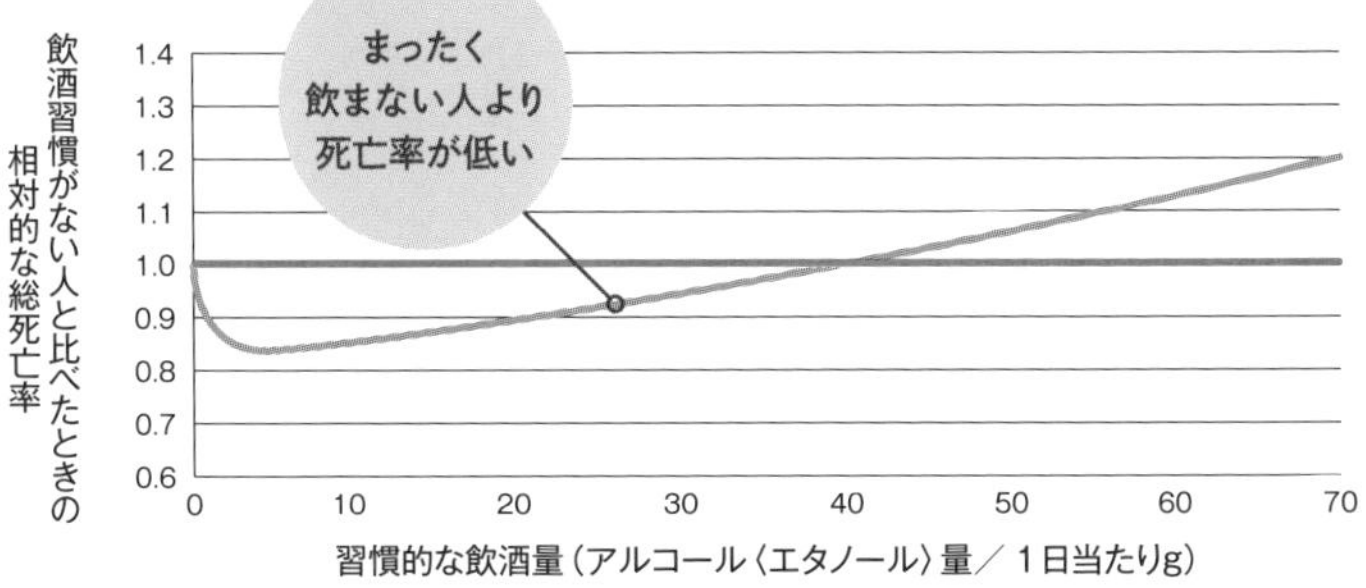
まったく
飲まない人より
死亡率が低い
飲酒習慣がない人と比べたときの相対的な総死亡率
1.4
1.3
1.2
1.1
1.0
0.9
0.8
0.7
0.6
0
10
20
30
40
50
60
70
習慣的な飲酒量（アルコール〈エタノール〉量／1日当たりg）

※「まったく飲まない」人の相対的な死亡率を1.0とする。※死亡率＝病気、事故、事件を含めたあらゆる原因による。
出典:米国保健科学協議会のレポート（1993年6月）より。

体によい純アルコール量は1日当たり7～40g
節度ある飲酒なら1日20gまで

純アルコール量の計算式

お酒の度数(%) × お酒の量(ml) × 0.8 ÷ 100 ＝ 純アルコール量(g)

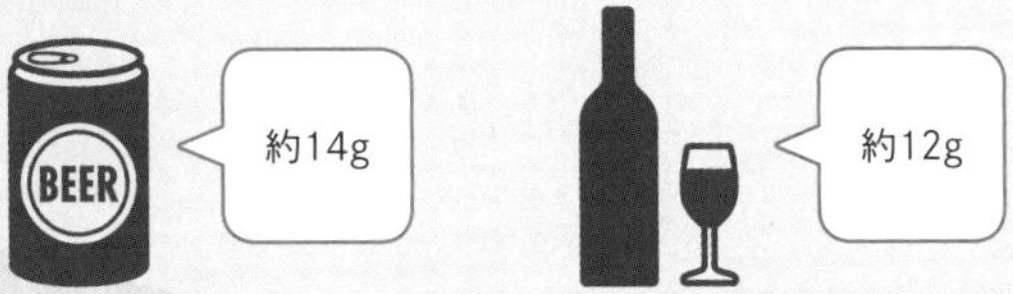
BEER
約14g
約12g

缶ビール1本　ワイングラス1杯

飲み会前に食べておくべきもの

肝臓を守る食材をチョイス

胃や腸に何も入っていない状態でお酒を飲むと、体内にアルコールが急激に吸収されて、血中アルコール濃度が急上昇します。肝臓がアルコールを処理しきれず二日酔いの原因になるほか、胃が荒れることもあります。これを避けるには**お酒を飲む前に、たんぱく質、食物繊維、油脂類を多く含むものを食べておきましょう**。消化が遅く胃や腸に長くとどまるものがおすすめです。

たんぱく質の中では、アルコールの分解を助ける善玉物質が含まれた**乳製品**、**ヨーグルト飲料や牛乳**、**チーズ**などがよいでしょう。コンビニで売っている**からあげや焼き鳥**もたんぱく質と油脂の組み合わせなので優秀です。

食物繊維としては、**野菜**、**海藻**、**きのこ類**が挙げられます。キャベツに含まれるビタミンUがアルコール分解酵素に関与しているという研究結果もあるので、キャベツを食べておくのもおすすめです。また、食物繊維が豊富で、肝機能を向上させるなど健康効果がすこぶる高い**高カカオチョコレート（カカオ分70％以上）**をひとかけら食べておくのもよいでしょう。

胃壁を守る働きもある油脂類では、**オリーブオイル**に含まれているオレイン酸が小腸で吸収されにくく、小腸でのアルコール吸収を緩やかにする効果が期待できます。お酒を飲む前にスプーン1杯のオリーブオイルを飲むというのも手です。

飲む前に食べておきたい3つのおすすめ食材

お酒を飲む際に最も注意したいのは空腹で飲むことです。
飲む前には必ず何かを食べておきましょう。中でも胃に長く滞留してくれる
食材だとアルコールの負担を軽減することができます。

乳製品

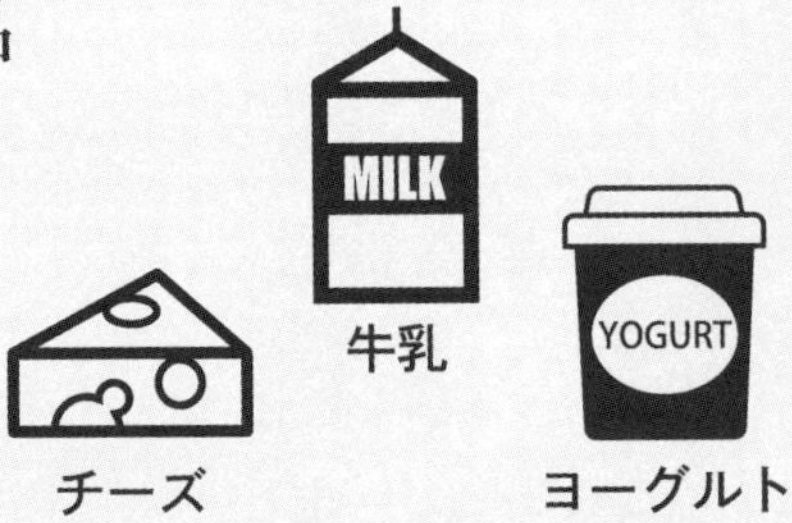

乳製品はコンビニなどでも手軽に入手でき、アルコールの分解を助ける善玉物質が含まれます。消化が遅いので長い時間胃や腸にとどまり、アルコールの吸収を遅らせる効果も。

食物繊維

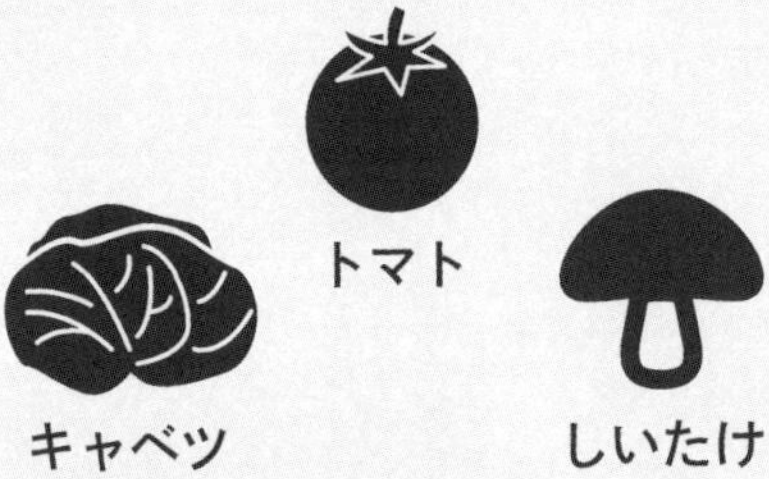

食物繊維は野菜やきのこ、海藻などに多く含まれます。キャベツにはアルコールの分解を活性化するビタミンUが多く、トマトには血中のアルコール濃度を下げる働きがあります。

油脂類(脂質)

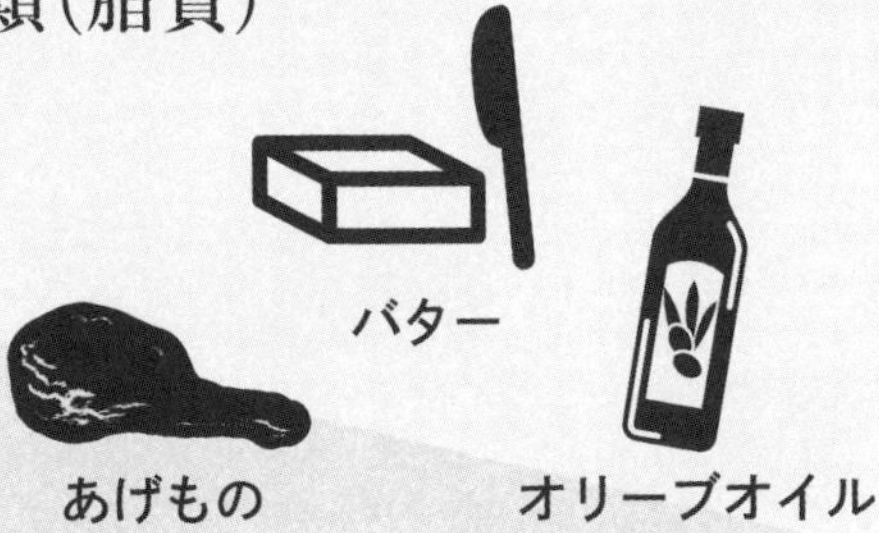

油脂類自体は肝臓に悪影響を与える心配はありません。アルコールの吸収を遅くする働きがあり、胃壁を守る効果が期待できます。からあげや焼き鳥ならたんぱく質もとれます。

蒸留酒の中でよいお酒、悪いお酒

内臓脂肪を減らすなら果汁割は×

肝臓が体内に摂取されたアルコールを分解するとき、内臓などに蓄積された糖質をエネルギー源として使います。このため糖質の少ないお酒を選ぶなどして余計な糖質をとらず、飲むお酒の量も適量を守っていれば内臓脂肪は減っていきます。

糖質が少ないお酒の代表格は、焼酎やウイスキー、ブランデー、ウォッカなどの蒸留酒です。糖質がゼロなので、内臓脂肪が気になる人でも気兼ねなく飲むことができます。ただ焼酎を果汁や甘いシロップで割ったチューハイ系はNG。果糖は糖質類の中でも吸収スピードが速いので、血糖値の急上昇を招きます。インスリンの分泌量が多くなり、結果的に中性脂肪が増えてしまいます。**余計な糖質をとらないためにも水割りやお茶割りで飲むようにしましょう。**

また、赤ワインは豊富に含まれたポリフェノールが活性酸素を除去してくれます。含有糖質量も赤ワインは100ミリリットル当たり1・5グラムで比較的少なめ。ちなみに白ワインの糖質量は2グラムです。

そのほか100ミリリットル当たりの糖質量は、日本酒が本醸造酒が4・5グラム、純米酒が3・6グラムで比較的高め。ビールは淡色が3・1グラム、スタウトが4・6グラムです。内臓脂肪を減らしたい人は糖質オフのビールを選ぶとよいでしょう。

蒸留酒って何?

お酒には醸造酒、蒸留酒、混成酒の3つがあります。
醸造酒は穀物や果実を酵母によって発酵させたもので、
これに熱を加えてエタノールを蒸発させてから冷却し、凝縮したものが蒸留酒です。
醸造酒や蒸留酒に果物などを浸したり、
糖分などを加えたりしたものを混成酒といいます。

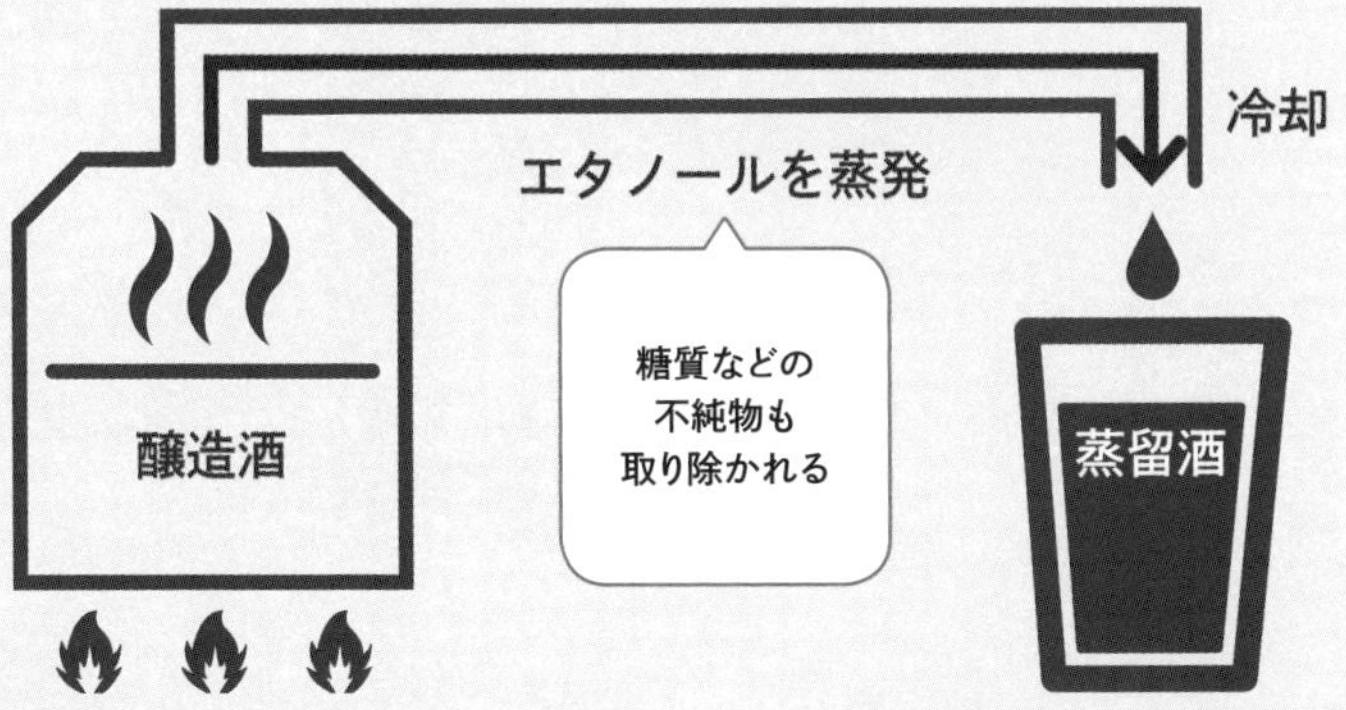
冷却
エタノールを蒸発
醸造酒
糖質などの
不純物も
取り除かれる
蒸留酒

おすすめは蒸留酒のソーダ割り

ウイスキー、ウォッカ、ジン、焼酎などの蒸留酒は糖質ゼロのお酒なので、内臓脂肪を減らしたいときにも飲めます。ロックや水割りなど様々な飲み方がありますが、満腹感が得られて、おつまみの食べ過ぎを抑えてくれる炭酸割りがおすすめです。

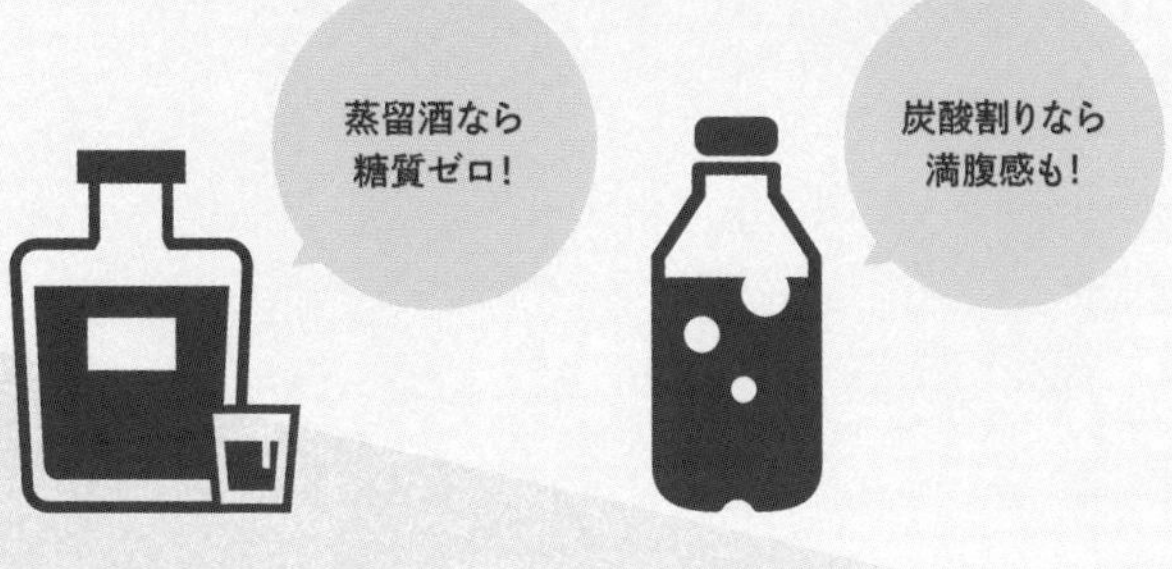
蒸留酒なら
糖質ゼロ!
炭酸割りなら
満腹感も!

痩せるおつまみの選び方

ナッツ類はお酒のよきパートナー

お酒の席でのおつまみは糖質が低いものを選ぶのがポイントです。高カロリーなあげ物も糖質が低ければ内臓脂肪はたまりません。たとえば鶏のからあげは衣の小麦粉に糖質が含まれるものの、鶏肉の糖質量はほぼゼロ。良質なたんぱく質を含有しており優秀なおつまみだといえます。

そのほかにはナッツ類は食物繊維やたんぱく質、ビタミンE、鉄分、オメガ3系の体によい油などが豊富に含まれていておつまみにはぴったり。硬いナッツをよく噛んで食べることで、満腹感も得られます。

また、枝豆や漬物、キムチ、海藻の酢の物など、食物繊維が豊富なメニューもおすすめ。54ページでお伝えした「食べる順番」を意識するのも大切なので、まずこれらのメニューから食べるようにしましょう。

食物繊維が豊富なおつまみを食べたあとは、刺身や豆腐などたんぱく質が豊富な料理をいただきます。魚には中性脂肪を減らすEPAやDHAが豊富に含まれていますが、これらの栄養素は熱に弱いという特徴もあります。刺身で食べれば余すところなく摂取できます。

なお、痩せたいからといっておつまみを食べずにお酒を飲むと肝臓の負担が大きくなります。糖質の低いおつまみを順番どおりよく噛んで食べるようにしてください。

おつまみはこれを選ぶべし！

おつまみには食物繊維とたんぱく質が豊富なメニューや、ナッツ類が最適です。あげ物はよくないと思っている人も多いですが、糖質の多いポテトサラダやフライドポテトなどと比較すると、たんぱく質をとれる鶏のからあげのほうが太りにくいおつまみになります。

枝豆

たんぱく質や食物繊維が豊富。肝臓の働きを助けるオルニチンやコレステロール値を整えるメチオニンも含まれています。

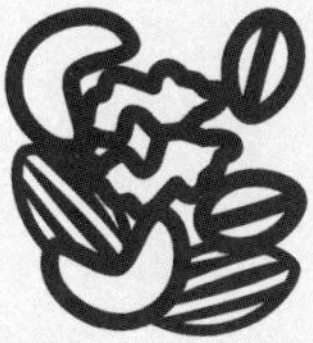

ナッツ類

食物繊維やたんぱく質だけでなく、ビタミンEや鉄分、オメガ3などの体によい油が含まれています。間食にもおすすめです。

冷奴

植物性たんぱく質が肝臓の働きを高めてくれます。ナイアシンなどのビタミンB群もアルコール分解を促進してくれます。

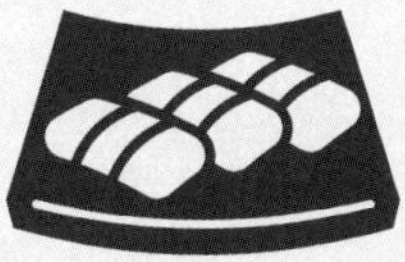

刺身

魚にはEPAやDHAといった中性脂肪を減らす油が多く含まれています。サバなどの青魚を積極的に食べましょう。

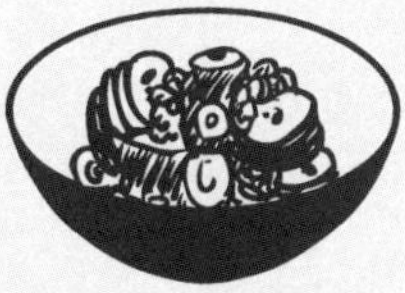

酢の物

水溶性食物繊維が豊富な海藻と中性脂肪を減らすお酢がとれます。余分な老廃物やコレステロールを排出する効果も。

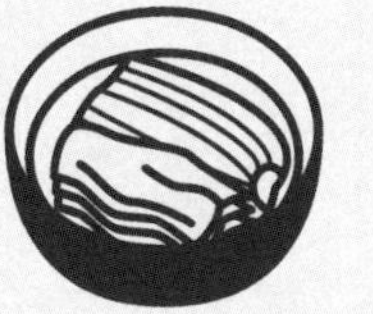

キムチや漬物

発酵食品は腸の調子を整えてくれます。中性脂肪やコレステロール値を整えるために、最初に食べておくのがおすすめです。

シメのラーメンが命取りに！

ラーメンは高糖質・高塩分の代表格

「最後にラーメンを食べないと終わった感じがしない」という人は多いのではないでしょうか。いわゆる「シメのラーメン」ですが、**当然ながら糖質のとり過ぎになるのでNG**です。同じ理由でお茶漬けを好む人もいますが、もちろんそれもダメです。

ラーメンのめんは糖質のかたまりです。夜遅くに食べればエネルギーを消費しないまま寝ることになり、そのままため込むことになります。しかもラーメンは塩分も高いため血圧も上昇します。本来休息するはずの時間帯なのに、肝臓も血管も休めなくなってしまいます。

アルコールを飲んだあとにラーメンを食べたくなる理由は、アルコールを分解する過程で体内の水分や塩分が多く失われるから。体が水分と塩分を両方とれるラーメンやお茶漬けを求めるのです。

そこで**おすすめしたいのは、シメにはみそ汁**をいただくこと。特にシジミやアサリのみそ汁は、貝類に含まれるタウリンが疲れた肝臓をいたわってくれます。二日酔い予防には長ねぎやシメジなどの具材もよいでしょう。

ほかには**渋み成分のカテキンやビタミンB群が含まれた緑茶もおすすめ**。ポリフェノールの一種であるカテキンは血糖値の上昇を抑えて糖の吸収を遅らせ、中性脂肪の合成を防ぎます。ビタミンB群は糖質の代謝をよくする作用があります。

どうして飲んだあとにラーメンが食べたくなるの?

体の中でアルコールを分解する過程で、水分や塩分が失われます。
この失われた水分や塩分を補いたいと体が欲し、
ラーメンなどの塩分を含んだ食べ物が食べたくなってしまうのです。

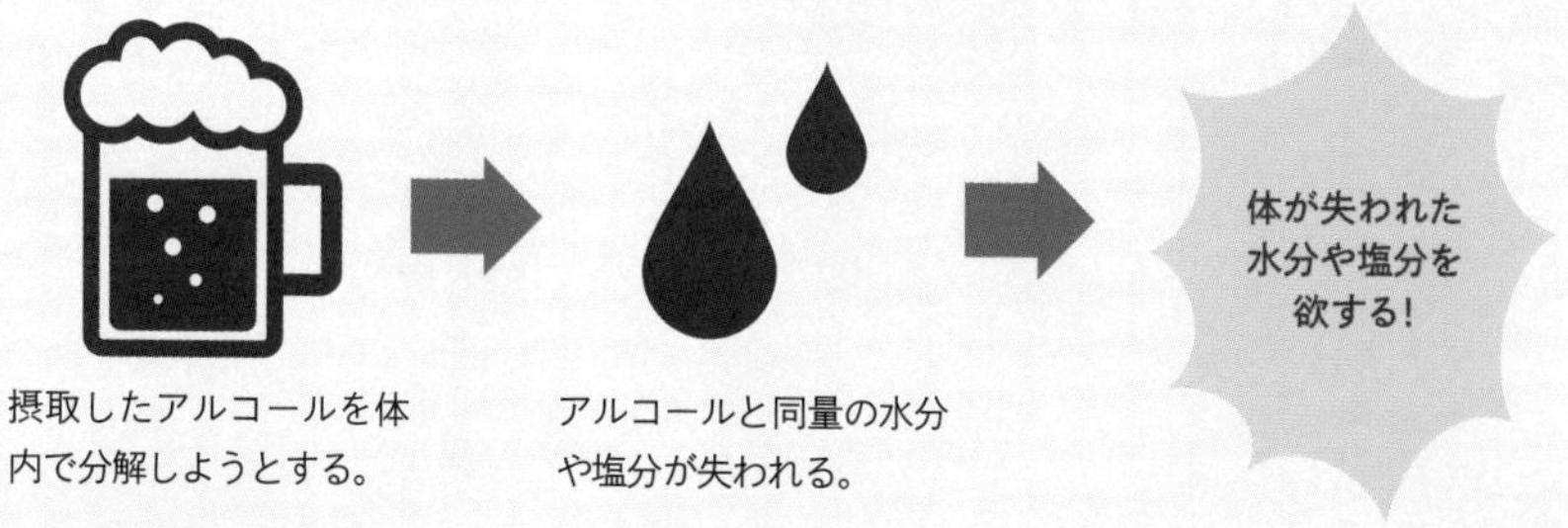
摂取したアルコールを体内で分解しようとする。
アルコールと同量の水分や塩分が失われる。
体が失われた水分や塩分を欲する!

ラーメンに含まれる内臓脂肪を増やす三大悪玉

ラーメンには糖質、塩分、早食いとお酒と一緒にとれば
内臓脂肪を増やしてしまう三大悪玉が含まれています。
シメのラーメンは控えて、みそ汁や緑茶などを飲みましょう。

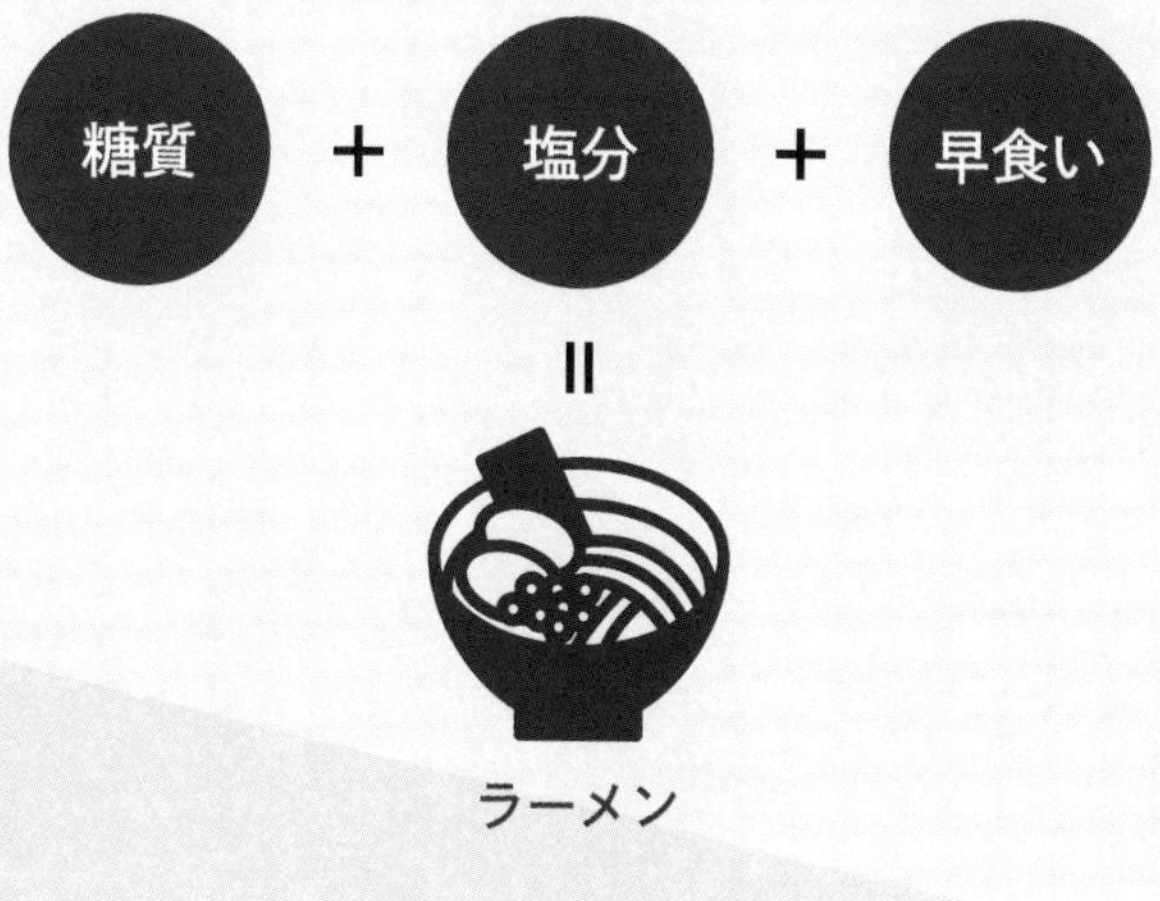
糖質
+
塩分
+
早食い
=
ラーメン

体への負担大！高アルコール度数の缶チューハイ

脂肪をためやすく肝臓にもダメージ大

ストロング系缶チューハイとは、高いアルコール度数とジュースのような甘さが特徴のお酒です。一般的にはアルコール度数が7％以上のお酒がストロング系と呼ばれています。すぐに酔える度数の高さと飲みやすさから好んで飲む人は多いと思いますが、2つの理由から「ヤバい飲み物」だといえます。

ひとつめの理由は、缶チューハイにはレモンやグレープフルーツなど様々な果汁（果糖）が加えられていること。さらに甘味料であるコーンシロップが添加されていることです。これらは単糖類に分類される糖質で、体内での分解・吸収がスピーディーに進みます。**血糖値の急上昇を招くので、脂肪がたまる原因になるのです。**

ふたつめの理由はアルコール度数の高さです。88ページで純アルコール量の計算の仕方をお伝えしましたが、これで計算すると度数9％のストロング系缶チューハイを500ミリリットル飲むと36グラムの純アルコールを摂取することになります。1日でとる純アルコール量の適量は40グラムなので、その1缶だけで飲める量を大幅にオーバー。またウイスキーのロックに換算すると、30ミリリットルを3・5杯分飲んだことになるため、**肝臓にかなりの負担をかけている**ことになります。ちなみに12％の缶チューハイだと500ミリリットル1缶で48グラムになります。

高アルコール度数の缶チューハイがヤバい理由

①ウイスキーロック並みの純アルコール量

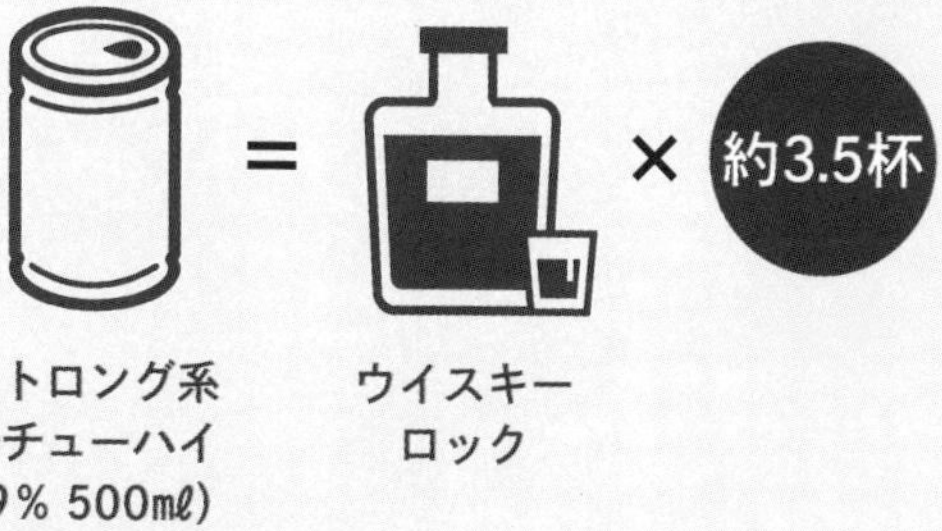
=
×
約3.5杯
ストロング系
缶チューハイ
(9% 500mℓ)
ウイスキー
ロック

アルコール度数9%のストロング系缶チューハイ500mℓの純アルコール量は約36g。ウイスキーロックに換算すると30mℓで3.5杯分ものアルコールが含まれています。

②甘〜い果糖が太るもとに

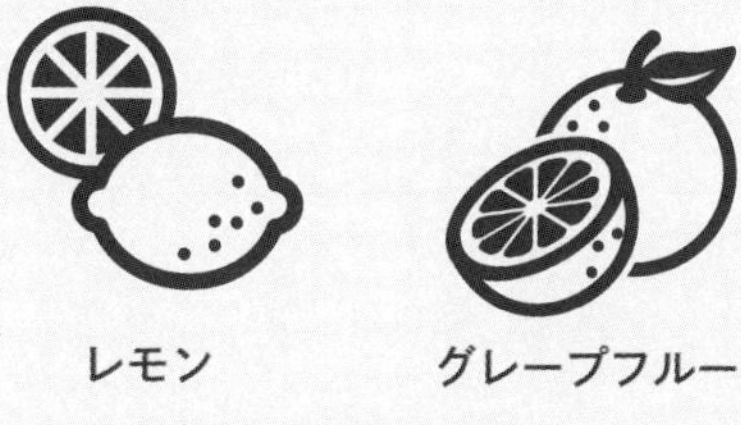
レモン
グレープフルーツ

味のおいしさのもとであるレモンやグレープフルーツなどの果糖やコーンシロップなどの甘味料は分解・吸収されやすく、血糖値を急上昇させ、太る原因となります。

③安くてどこでも買える

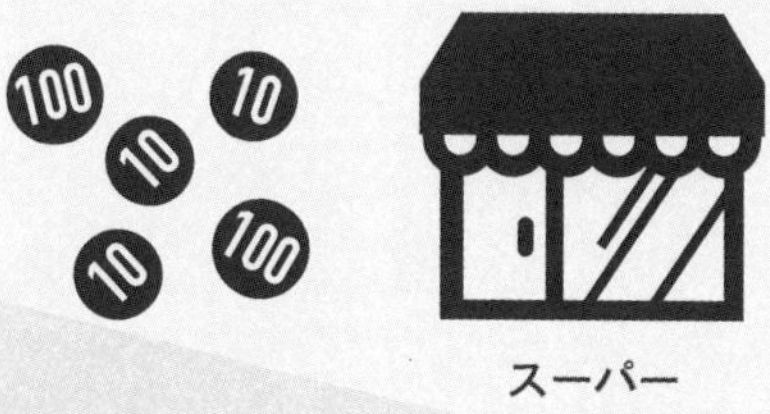

350mℓで1缶150円ほどと安価で、スーパーやコンビニなど身近なお店で買えてしまいます。ストックしたり、毎日の晩酌にしたりすると中毒性も高まりたいへん危険です。

ゆっくり家飲みのすすめ

深夜までのダラダラ飲みは×

「オンライン飲み」や一人での晩酌など、自宅でお酒を楽しみたい場合は、深夜までダラダラと飲み続けないよう気をつけてください。56ページでご説明しましたが、脂肪細胞を生み出すたんぱく質「BMAL1」(脂肪貯蔵たんぱく質)は22時から深夜2時に増加します。内臓脂肪をつきにくくするにはこの時間帯には食べ物の消化を終えておきたいところ。あらかじめ飲み終える時間を決めておき、それに従うようにしましょう。

また家飲みするときは、なるべく小さなコップを使うことをおすすめします。一気に大量のお酒を飲むと、アルコールや糖質の吸収が早くなります。缶から直接飲んだり、大きなグラスを使ったりはせず、小さなコップで少しずつ飲む習慣づけをしてください。

おつまみをつくるときは、積極的にお酢を活用するとよいでしょう。66ページで説明したとおり、お酢には内臓脂肪を減らす作用がありますし、糖尿病や脂肪肝、脂質異常症を予防するなど様々な健康効果もあります。どんな食材とも相性がよいので、いろいろなおつまみにかけて楽しみながら食べてください。醤油と混ぜた二杯酢は魚介類や海藻と相性がよいですし、白みそと辛子に加えた酢みそは和え物やサラダのドレッシングにもぴったり。バリエーションはたくさんあるので、飽きずに食べ続けられるはずです。

家飲みを制する4ヶ条

①遅くまでは飲まず 22時までに飲み終わる

BMAL1(脂肪貯蔵たんぱく質)は22時から深夜2時に増加します。早めから飲みはじめ、22時には消化を終えているのが理想です。あらかじめ、飲み終わる時間を決めておきましょう。

②ビールは小容量を準備、ワインはペットボトルに移す

缶ビールは小さいサイズもストックしておけば、飲み足りないときの飲み過ぎを防げます。開封したワインは飲む分以外をペットボトルに移しておけば1週間程保存できます。

③おつまみはきのこやお酢を使ったものを取り入れる

食物繊維が豊富で低カロリーなきのこは糖代謝を促進する効果もありおつまみに最適です。酢みそなどお酢を使った調味料やピクルスなどを常備しておくのもおすすめです。

④ノンアルコールも飲んでハーフ&ハーフで楽しむ

最近のノンアルコール商品は、本物と遜色ない味のものもあり、おいしくアルコールの量を減らすことができます。小さめのコップを使ってゆっくりと飲むようにしましょう。

迎え酒・寝酒はＮＧ

眠れないときにお酒を飲むとよく眠れる、迎え酒をすると二日酔いが緩和されるなどという話がありますが、これは危険です。深い睡眠がとれず疲れが残ったり、睡眠の後半で覚醒したりしてしまいます。また、酷い場合には睡眠時無呼吸症候群を引き起こす場合も。

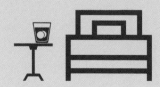

・深く眠れなくなる ・睡眠の途中で目が覚める
・疲れがとれない ・だんだん寝つきが悪くなる

↓

睡眠時無呼吸症候群になりやすくなる！

糖質ゼロでもお酒を飲み過ぎると痩せない!?

アルコール自体が内臓脂肪の原因に

近年、健康志向の高まりを受けて、様々な飲料メーカーから「糖質ゼロ」あるいは「糖類ゼロ」を謳うアルコール飲料が発売されています。このような商品であれば太らないから安心だと、大量に飲んでしまうのはとても危険です。

商品に含まれる栄養に関する表示について定めているのは食品表示法という法律ですが、実は一定量以下であれば糖質や糖類を「糖質ゼロ」「糖類ゼロ」と表示してもよいことになっています。さらに、糖類の指定からもれている糖もいくつかあり、これらが含まれていても「無糖」扱いとなってしまうのです。

また、アルコール飲料については入っている糖質よりもアルコール自体の影響に注意する必要があります。アルコールには食欲を高め、内臓脂肪の蓄積を促すホルモンの分泌を促進する作用があります。そして、アルコールが肝臓で分解される際に、飲んだ量に比例して、中性脂肪の合成が進むこともわかっています。

糖質を多く含むお酒より「糖質ゼロ」のものを選ぶほうが太りにくいですが、だからといって大量に飲むのはよくありません。88ページでも紹介したとおり、適量のお酒であれば良薬となりますが、アルコール自体にも太る原因があるため、「糖質ゼロ」や「糖類ゼロ」のアルコール飲料であっても飲み過ぎは禁物です。

「糖質ゼロ」と「糖類ゼロ」の違いって？

「糖質ゼロ」と「糖類ゼロ」はとても似ている言葉で、どちらも糖が使われていない印象を受けますが、意味が異なります。糖類は糖質の一部をさす言葉であり、「糖類ゼロ」の商品の場合は、糖質を含んでいる可能性があるので注意が必要です。

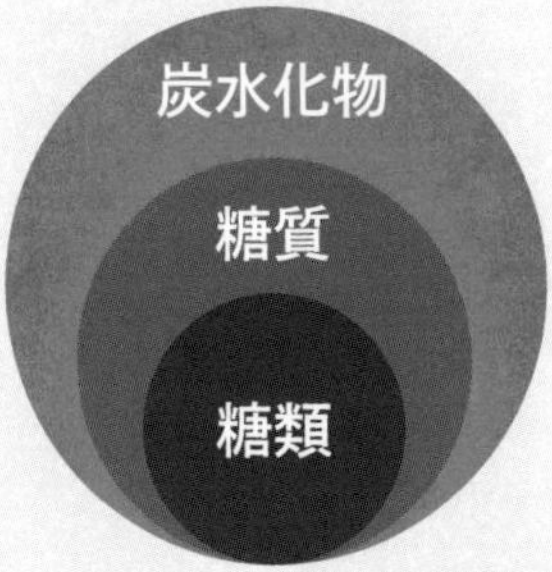

・糖質＝炭水化物－食物繊維
・糖類は糖質の一部

「糖類ゼロ」の商品には「糖質」が含まれている可能性がある！

含まれる量がゼロでなくても「ゼロ」と表示できる!?

糖質や糖類は食品表示法の食品表示基準に基づいて表示の仕方が定められています。糖類、糖質ともに、食品100g当たり（100mℓ当たり）に含まれている量が0.5g未満であれば「ゼロ」と表示してもよいことになっています。

食品100g当たり（100mℓ当たり）の含有量が0.5g未満

＝

「ゼロ」や「無」などの表示ができる！

アルコールは筋肉を分解するってホント？

通常の摂取量では分解されない

「アルコールは筋肉を分解する」という話は多くの人の間でうわさされていますが、アルコールは、通常飲む量であれば筋肉を分解することはありません。

もしアルコールが筋肉を分解するとすれば、食事やおつまみを一切食べずに焼酎1升を飲むなど極端なアルコールの飲み方をした場合です。こうなると体内の栄養が足りずに筋肉を分解してしまうといった可能性が考えられます。普段の生活の中で、食事をとりながら飲酒を楽しむ分には、アルコールが筋肉を分解する心配は限りなく低いといえます。

筋肉の分解は、アルコールの摂取よりもむしろ極端な糖質オフを行いながら過度な運動をするほうが可能性は高まります。糖質が足りていない状態で激しい運動をしてしまうと、エネルギーが不足してしまうため、筋肉を分解してエネルギーとして使用してしまうのです。

痩せるためには、筋肉の量を増やすことが必要不可欠です。アルコール量は88ページで紹介したように、1日当たり40グラムまでであれば健康を維持できます。

適量のアルコールと適度な運動、糖質ちょいオフ、十分なたんぱく質の摂取を心がけていれば、筋肉の分解を心配せずにアルコールを楽しむことができます。

適量のアルコールなら筋肉の分解の心配なし!

筋肉が分解されてしまうのは、体内の栄養が足りない場合に、筋肉を分解して
エネルギーとして使おうとするからです。しかし、一般的に飲まれている
アルコールの量であれば、極端に食事を抜かない限り、
筋肉を分解してしまう恐れはほとんどありません。

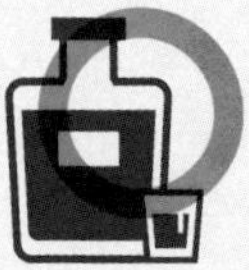

適量のお酒ならOK

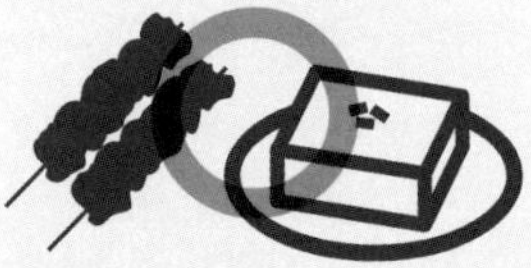

食事をとっていればOK

危険なのはお酒よりも糖質不足

筋肉の分解はアルコールの摂取よりも、むしろ極端な糖質制限を
してしまった場合のほうが可能性が高まります。糖質制限した状態で
過度な運動をしてしまうと、筋肉を分解してエネルギーとして使用してしまいます。

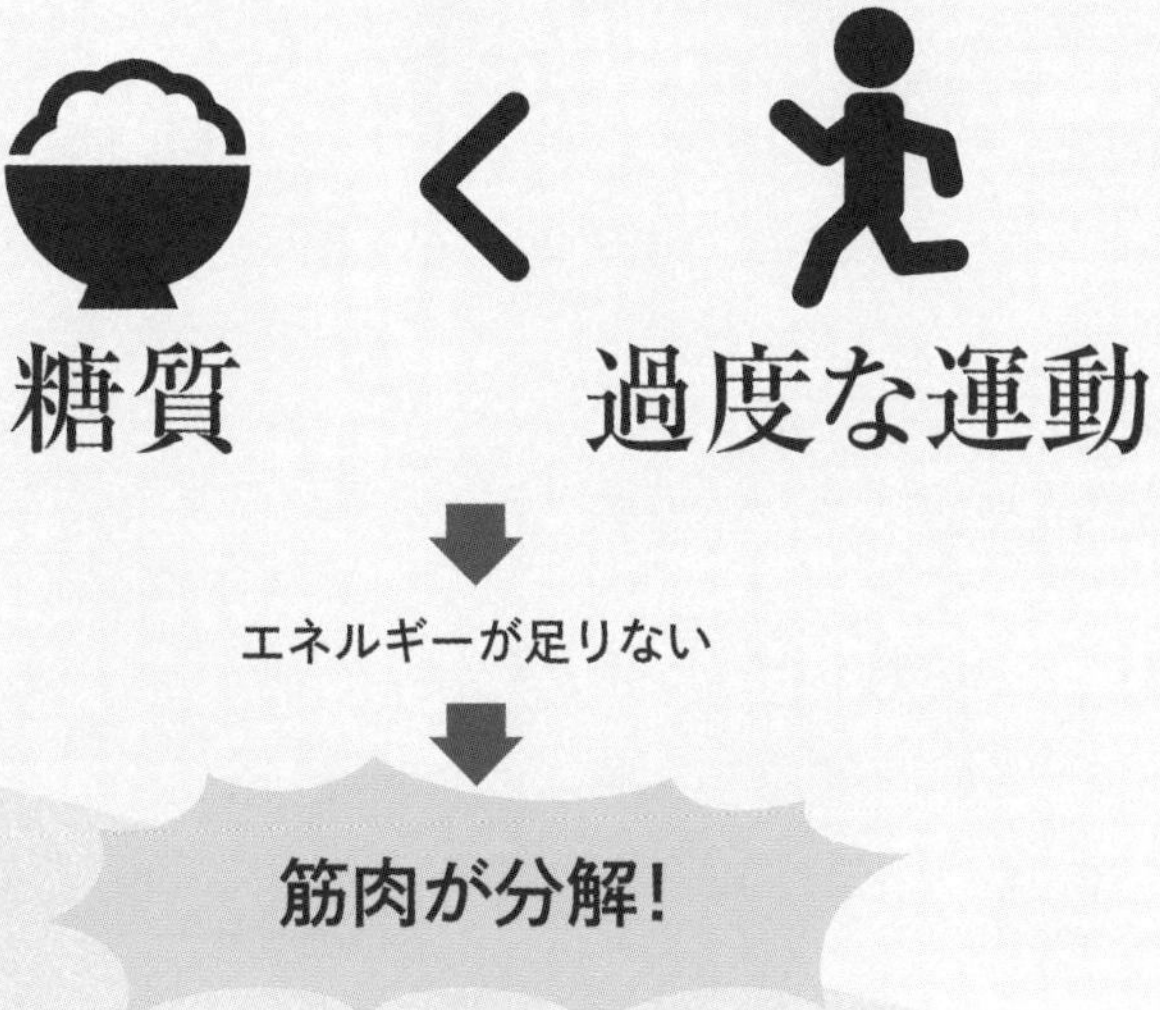
糖質
<
過度な運動
エネルギーが足りない
筋肉が分解!

Column

痩せるだけじゃない! 緑茶のすごい力

緑茶を飲むことで痩せるだけでなく、
緑茶に含まれる成分が健康効果を高めてくれたり、
緑茶でうがいをしたりすることで感染症の予防の効果が期待できます。

「つまみ飲み」が効果的

急須で煎じるのが面倒であればペットボトルのお茶でもOK。外出先でも持ち歩いて「つまみ飲み」するのがおすすめです。午前と午後に各500mℓくらい飲むと風邪をひきにくくなり、ひいた場合でも軽い症状で済んでしまいます。

「飲む習慣」から「食べる習慣」へ

お茶の葉にはカテキン、テアニン、ビタミンC、ビタミンE、β-カロテン、食物繊維などが多く含まれています。このうちお湯に溶ける成分は約30%のため、飲むよりも茶葉ごと食べることで有効成分を豊富にとることができます。

緑茶うがいで感染症を予防

緑茶には抗ウイルス・抗菌作用があるため、水よりも効果的です。うがいをしたあとはそのまま飲みこめば、うがいでは届かなかったウイルスも流すことができます。飲みこんだウイルスは胃酸で死滅するため心配はありません。

カテキンが血糖値を抑える

緑茶に含まれるカテキンには、糖質の吸収を遅らせる働きがあるので、急激な血糖値の上昇が抑えられます。静岡県立大学での研究では、緑茶を1日に7杯分ほど飲むことで、血糖値が改善されたことが報告されました。

第5章

無理なく続く！
内臓脂肪が落ちる生活習慣

まずは記録をとろう

食生活の問題点を把握する

無理なく内臓脂肪を減らしていくためには、食べるものや食べる時間、量など、食生活全般を見直し改善していくことが大切です。見直すためにはしっかり自分自身の習慣を把握しておく必要があるので、まずは「食事日記」をつけることをおすすめします。

食事日記とは、ノートや手帳、スマホなどに飲んだり食べたりしたものをメモしておくものです。朝食、昼食、夕食、飲み物をそれぞれ記し、あとで見直せるようにしておきましょう。スマホのカメラで口にしたものを撮影しておくのも便利です。食べる時間帯によっても脂肪のつき方は変わるので、飲食した時間をメモしておくとさらによいでしょう。

また、あわせて体重を毎日量ってメモしておいてください。内臓脂肪は食生活を改善すると効果がすぐにあらわれますので、モチベーションアップにつながるはず。体重は量る時間帯によって差が出ますので、より正確に変化を把握するためには毎日同じ時間に量るとよいでしょう。

「自分はそんなに食べていない」と思っている人でも、こうして客観的に自分の食生活を見直すことで「ちょこちょことおやつを口にしてしまっている」「夕飯が遅くなって、食べてすぐ寝ている」など、見落としがちな問題点が見えてくるかもしれません。

書き残すことが内臓脂肪を落とす第一歩

食生活を改善するために、まずは自分が食べているものを把握しましょう。
手軽にスマホなどで写真をとる方法もおすすめです。

食事日記の例

	12月1日	12月2日	12月3日
朝食	トースト、コーヒー	トースト、コーヒー	クロワッサン、ハムエッグ
昼食	スパゲッティミートソース	カレーライス	みそラーメン
夕食	ごはん、サラダ、鮭の塩焼き、冷奴	シーザーサラダ、からあげ、フライトポテト、枝豆	ごはん、野菜炒め、豚の角煮
間食	チョコレート2片	クッキー1枚	せんべい1枚
飲み物	なし	生ビール1杯、ハイボール3杯	なし
体重	62.5kg	63kg	62.8kg

体重は毎日決まった
時間に量るように
しましょう。

健康診断1週間前からでも効果は出る

健康診断をきっかけに生活習慣の見直しを

健康診断が近づくと「もう少し前から努力しておけばよかったな」と思う人も多いのではないでしょうか。普段の生活から糖質を控えた食事や適度な運動をしておくことに越したことはありませんが、健康診断の直前1週間でも、生活習慣を見直すことで数値の改善が見込めます。

32ページで紹介した「注意しておきたい健康診断の数値」の中でも、**「中性脂肪」は3日前に食べたものの影響を受けて数値が変化します**。そのため、1週間前からでも、糖質を控えるなど食事に気をつければ数値を改善させることができます。逆に、健康診断の3日前に糖質を過剰摂取してしまうと、通常時よりも高い数値が出てしまうので、注意が必要です。

そのほか、血圧やコレステロール値、ALT(GPT)、AST(GOT)、γ-GTPなどは約1ヶ月前、HbA1c(NGSP)は約1ヶ月半前の食事の影響が出るといわれています。そのため1ヶ月以上前からの生活習慣の見直しが効果的ですが、**1週間前からでも徐々に数値の改善が見られます**。

いきなり今までの生活を変えることは難しいことですが、食事や運動などできるところから見直してみましょう。まずは目前の健康診断の数値の改善を目標に、短期的に生活習慣の改善をはじめていき、また次の健康診断に向けて習慣化することが理想です。

まずは健康診断を目標に生活習慣の見直しを

たった1週間でも食生活などの生活習慣を改善すれば、健康診断での数値に変化があらわれます。きっかけがなく、なかなか生活習慣を変えられない人こそ、まずは健康診断を目標に今の生活の見直しをしてみましょう。

検査項目	どれくらい前に食べたものが影響するか
血糖値	1時間前
中性脂肪（TG／トリグリセライド）	3日前
総コレステロール（T-Cho）	1ヶ月前
LDLコレステロール（LDL-C）	
HDLコレステロール（HDL -C）	
血圧	
ALT（GPT）	
AST（GOT）	
γ - GTP	
アルブミン	
HbA1c（NGSP）	1ヶ月半前

食べるとすぐに上がってしまうので空腹で検診を受けましょう。

理想は1ヶ月前からの生活習慣の見直しです。

健康診断1週間前プログラム　食事編

野菜やきのこ、海藻類を先に食べる

食物繊維が豊富で低エネルギーな食品から食べれば、そのあとに食べるものの吸収が穏やかになり、脂肪がたまりにくくなります。

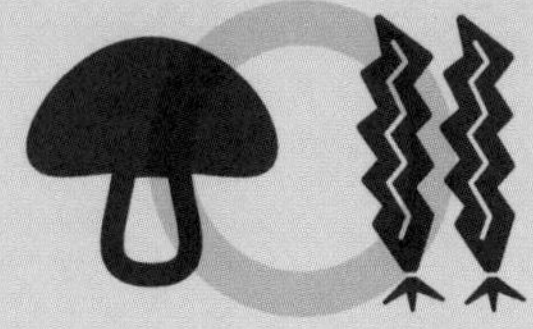

食事は健康の基本です。
食べるものや食べ方など、
ちょっとしたことを
工夫するだけで、中性脂肪や
コレステロール値を
下げる効果があります。

食事をいつもの9割にする

食事の量をいつもより１割減らすことで余分な脂肪をためこまないようにします。可能であれば、米など糖質を多く含むものを減らしましょう。

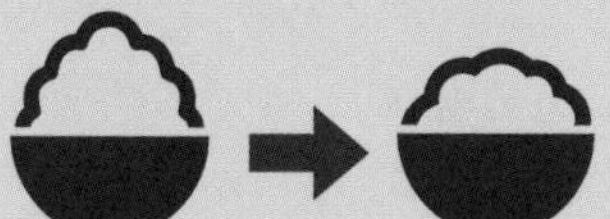

いつもより10回多く噛んで食べる

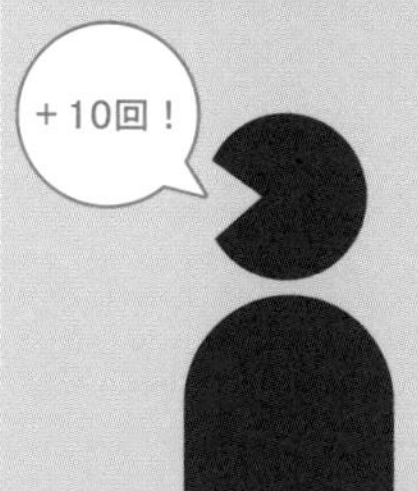

ゆっくり食べることで血糖値が急激に上がるのを防ぎます。いつもより多く噛んで食べることを意識して、料理を味わって食べましょう。

22時以降は食べない

22時から深夜2時は太りやすい時間帯です。また、食べてすぐ寝てしまうと食べたものがうまく分解できず、脂肪として蓄積されやすくなります。

糖質やアルコールの過剰摂取を控える

適度な糖質やアルコールは問題ないですが、とり過ぎてしまっている人がほとんど。健康診断１週間前は意識して摂取する量を減らしましょう。

健康診断1週間前プログラム 生活習慣編

ジムに通うなどの
激しい運動は必要ありません。
いつもより少し多く歩く、
しっかりと寝るなど、
普段の生活を少し見直すだけで、
体に変化があらわれます。

いつもより30分長く歩く

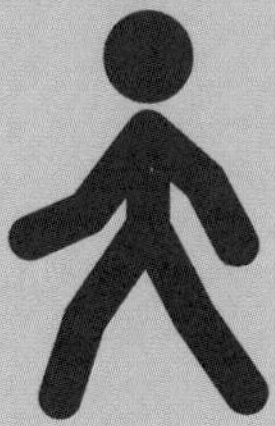

歩くことも立派な運動です。通勤の行き帰りで15分ずつ、合計30分歩く時間を増やすだけで着実に内臓脂肪が減り、数値も改善していきます。

たばこを控える

たばこを吸うと血管が収縮し、柔軟性を失わせてしまいます。血管の状態が悪くなると、痩せにくくなるだけではなく、生活習慣病のリスクが高まります。

エスカレーターやエレベーターは使わない

運動の時間がとれない人は電車に乗っている間は座らない、エスカレーターやエレベーターを使わないことを心がけましょう。

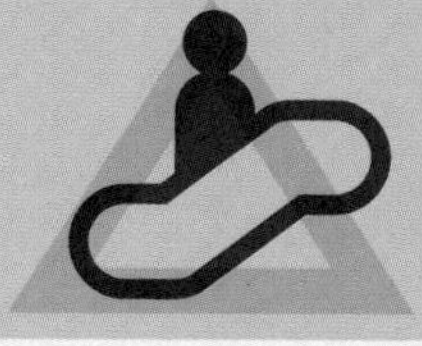

ストレスをためない

イライラしたり、緊張したりすると血糖値が上昇します。自分なりのストレス発散方法を見つけて、ストレスをためこまないようにしましょう。

睡眠を十分にとる

十分な睡眠をとることで血圧が安定します。寝ている間にホルモンの分泌や代謝が行われるので、7時間を目安にしっかりと寝ましょう。

男性は２ヶ月、女性は３ヶ月後から変化する

脂肪の種類によって落ちるスピードが違う

「１ヶ月あれば痩せる」などとよくいわれますが、一般に男性と女性ではつきやすい脂肪のタイプが異なるため、体重が落ちるスピードも変わってきます。34ページで紹介したように、一般的に男性は内臓脂肪がついている人が多く、女性は皮下脂肪がついている場合が多いです。

内臓脂肪は燃焼されやすいため、内臓脂肪がつきやすい男性の場合は、減量をはじめてから２ヶ月ほどで体型の変化がみられます。一方、皮下脂肪は燃焼されにくく落ちにくいため、女性の場合は体重や体型の変化があらわれるまでに３ヶ月程度かかるケースが多くなります。

また、女性の場合は、更年期以降には女性ホルモンが減少して内臓脂肪がつきやすい体質に変化していきます。内臓脂肪は皮下脂肪に比べると生活習慣病などの病気を引き起こすリスクが格段に高くなるのはこれまで説明してきたとおり。50代以降に太ってきた場合は内臓脂肪が増加している可能性もあるため、特に注意が必要です。

脂肪のつき方は男女で傾向がありますが、必ずしもすべての人に当てはまるわけではありません。病院などで検査をすれば、より詳しく自分の脂肪のタイプを知ることができます。116ページでも詳しく説明しますが、急激な減量は避け、自分の脂肪のタイプに合わせた方法でじっくりと減量していきましょう。

肥満タイプの男女の割合

内臓脂肪型と皮下脂肪型の割合を比較してみると、男性の約9割が内臓脂肪型の肥満であることがわかります。一方、女性の場合は皮下脂肪型の割合が多く、女性ホルモンが減る50代以降から内臓脂肪型の肥満も増えてきます。

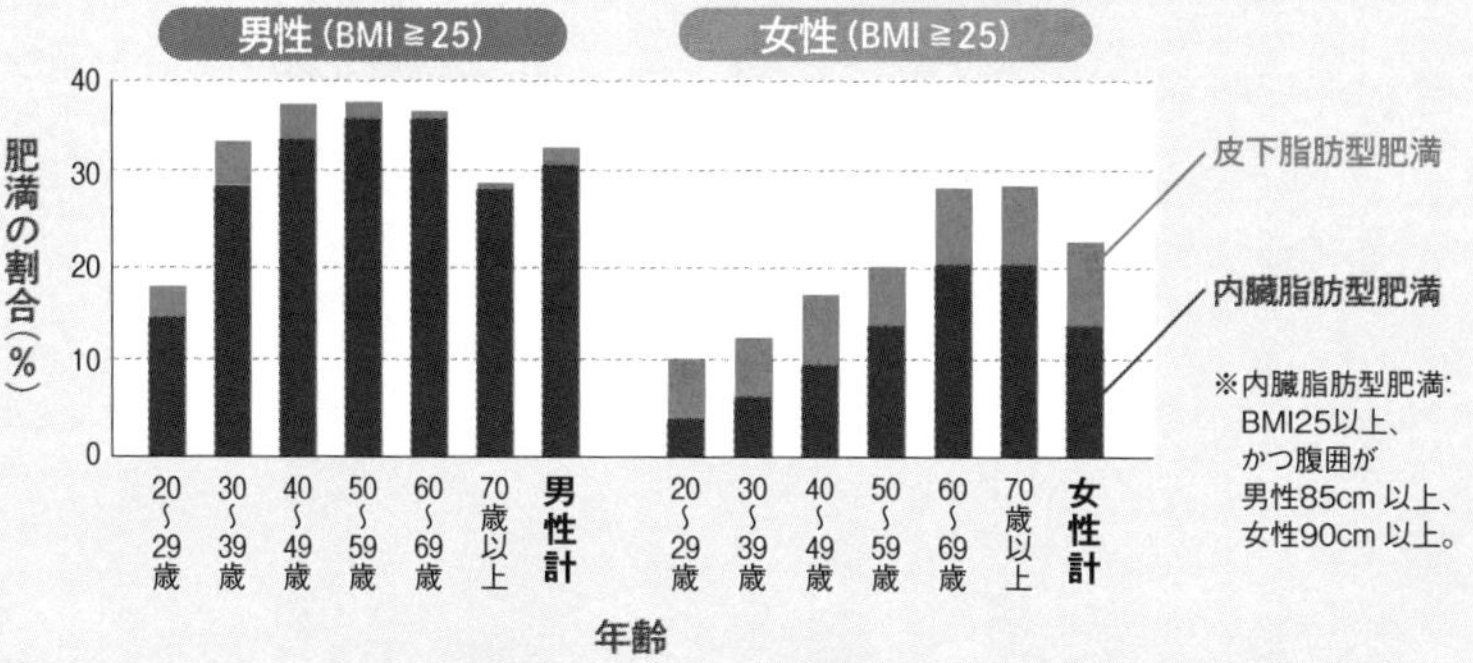

出典：厚生労働省「平成30年国民健康・栄養調査」より作成

内臓脂肪と皮下脂肪の減量期の変化

内臓脂肪のほうが早い段階から減りはじめますが、皮下脂肪はなかなか落ちないことがわかります。このことから、一般的に男性のほうが減量しやすく、女性のほうが減量しにくいことがわかります。

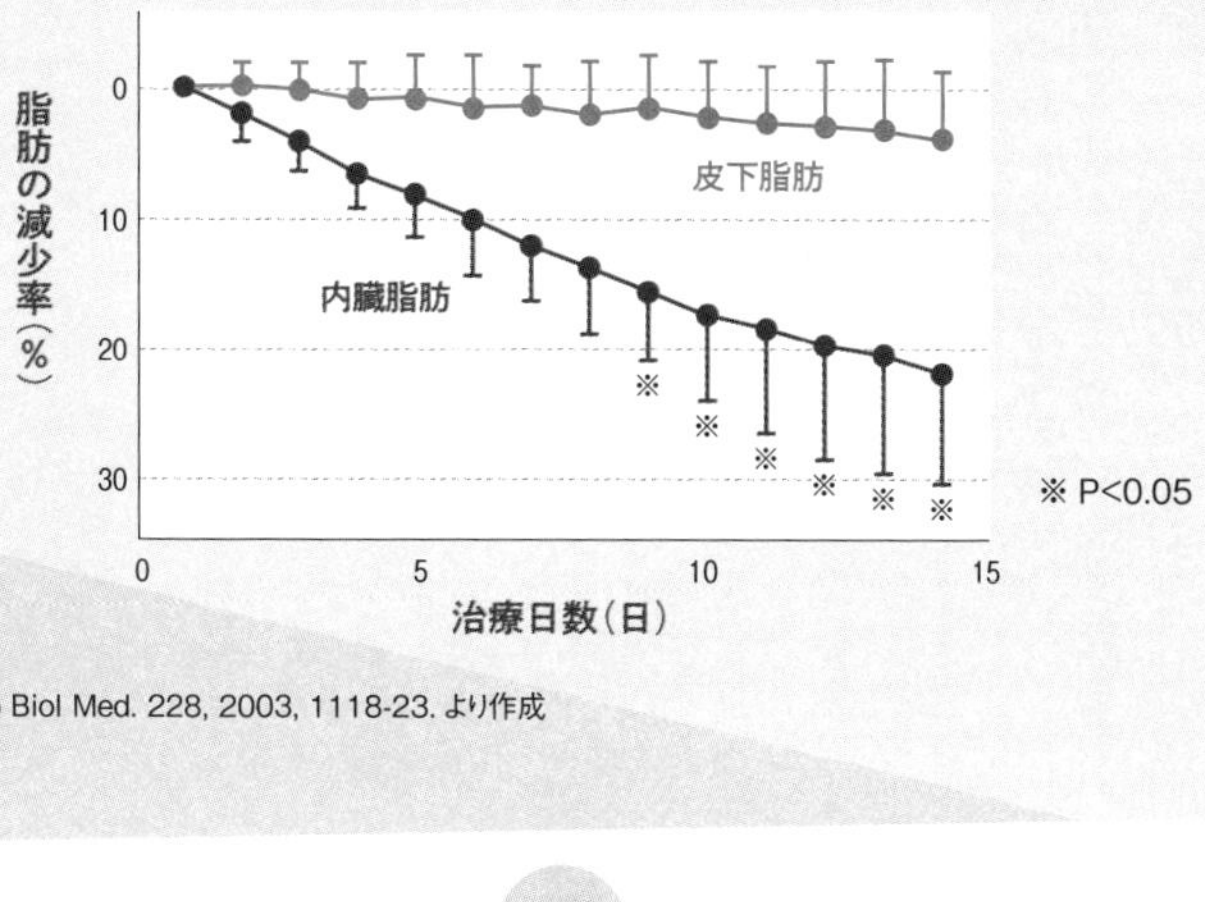

出典：Li Y,et al. Exp Biol Med. 228, 2003, 1118-23. より作成

1ヶ月マイナス500グラムが理想

体重が増加する可能性も高まるのです。これは中性脂肪がつきやすい男性だけでなく、極端なダイエットに取り組みがちな女性も注意が必要です。ダイエットの末、痩せているのにお腹だけがぽっこり出ているような人は間違いなく脂肪肝です。

そこでおすすめしたいのが、44ページで触れた炭水化物の約15％カット。その程度の糖質減であればダイエット脂肪肝になるリスクはほぼありません。ごはんであれば一口分減らすだけなど、少しの工夫で無理なく継続することができます。1日の炭水化物を約15％カットすると、1ヶ月で500グラムの減量につながります。健康的にスリムな体を手に入れるには、ゆっくりと着実に取り組むようにしましょう。

急激なダイエットは逆効果

健康診断で内臓脂肪が多いと診断されると、急激なダイエットを試みる人がいますがそれはNG。極端に糖質の摂取量を減らして1ヶ月に3キロも4キロも体重を落とすようなダイエットは体調不良を招くだけでなく、リバウンドをして体重が増えてしまう可能性があります。

50ページで述べたように、糖質を極端に制限すると肝臓に蓄積される中性脂肪が不足し、体は危機感を感じて体中の中性脂肪を肝臓に送り込むように働きます。肝臓に中性脂肪が集中する「低栄養性脂肪肝」（ダイエット脂肪肝）のリスクが高まるうえ、脂肪がつきやすくなって長い目で見ると

糖質ちょいオフでもしっかり体重は落とせる！

普段の食事の糖質を約15％減らすだけで、体重を1ヶ月当たり約500g減らすことができます。過度な食事制限をしてもつらくなってしまい長続きしません。食事を楽しみながら、健康的に痩せることを目指しましょう。

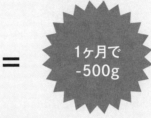

糖質
約15%カット
＝
1ヶ月で
-500g

少しの食事の工夫で
内臓脂肪は減らせる！

少しずつ体重を減らすメリット

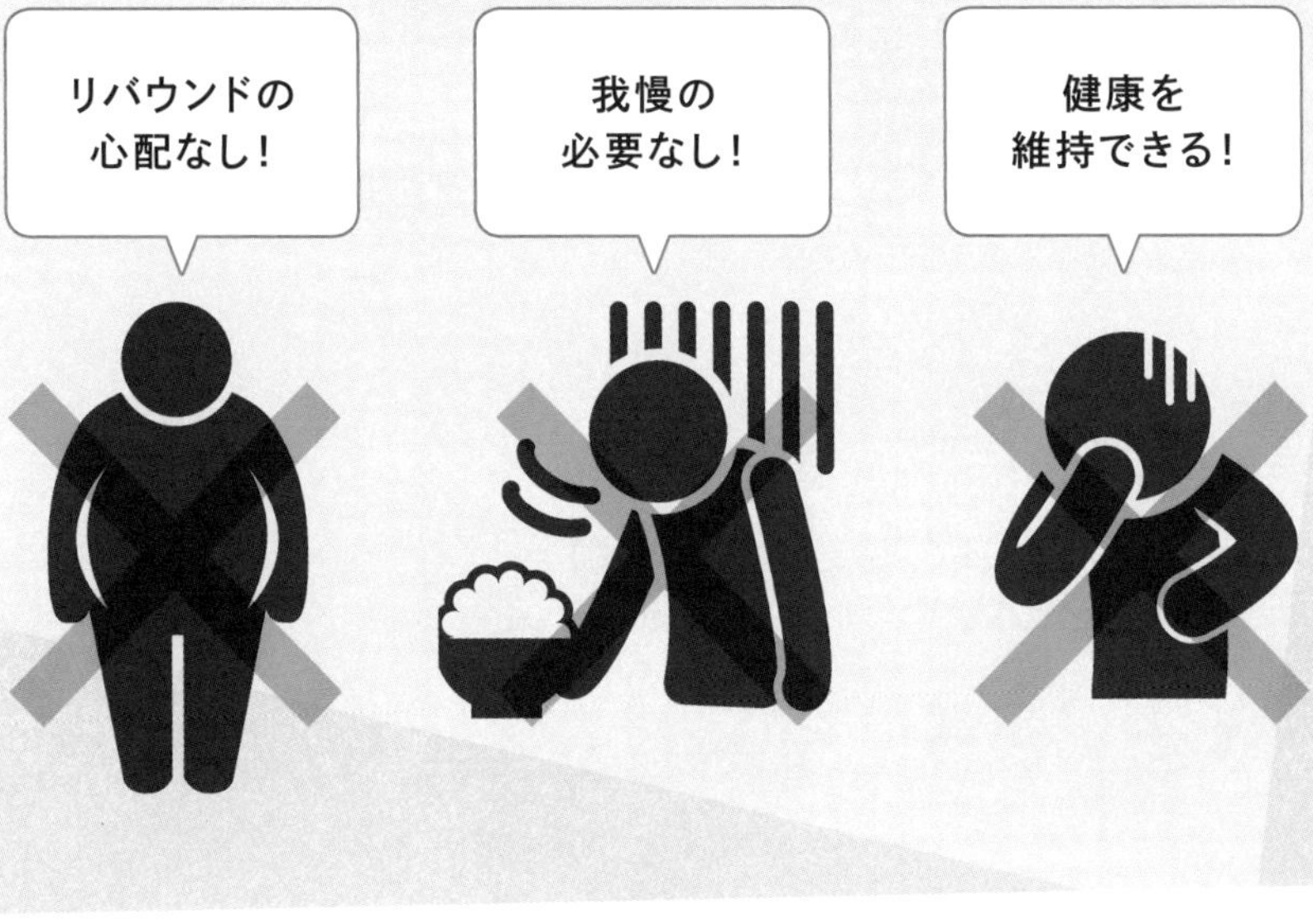
リバウンドの
心配なし！
我慢の
必要なし！
健康を
維持できる！

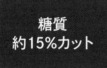

運動はスクワットだけやればいい!

朝晩5セット、計10セットで効果を実感

内臓脂肪を減らすためには、糖質や脂肪を消費する筋肉を増やすことも大切です。筋肉が多いほど基礎代謝量が増えるので、痩せやすい体になるのです。

とりわけ有益なのは、太ももやお尻といった大きな筋肉がある部位を鍛えること。大きな筋肉が鍛えられればエネルギーの消費量が増え、より多くのブドウ糖をとり込めるようになります。

私がおすすめしているのは、大腿四頭筋、ハムストリングス、大殿筋といった大きな筋肉が鍛えられる「スロースクワット」です。

やり方は簡単で、まず背筋を伸ばして直立した状態で腕を胸の前で交差させます。もしくは両手を前に伸ばしてもOK。自分が動きやすいほうを選びましょう。それから5秒かけて息を吐きながら、お尻を少しだけうしろに突き出すようにしつつ膝を曲げていきます。膝がつま先より前に出ないように気をつけながら太ももが床と平行になるまで曲げたら、また5秒くらいかけて息を吸いつつゆっくりと立ち上がります。以上で1セットです。立ち上がったときに膝が伸び切らない状態のまま、再び曲げる動作に入ってください。

この動作を朝晩5回ずつ、計2セット行いましょう。正しいフォームで筋肉に負荷がかかる場所を意識しながら行えば、すぐに効果を実感できるはずです。

スクワットで鍛えるべき筋肉

体の中でも下半身には大きな筋肉が集まっています。
そのため下半身をしっかり鍛えられるスクワットは
効率よく筋肉を増やす運動なのです。
特別な道具は必要ないため、いつでもどこでも行うことができます。

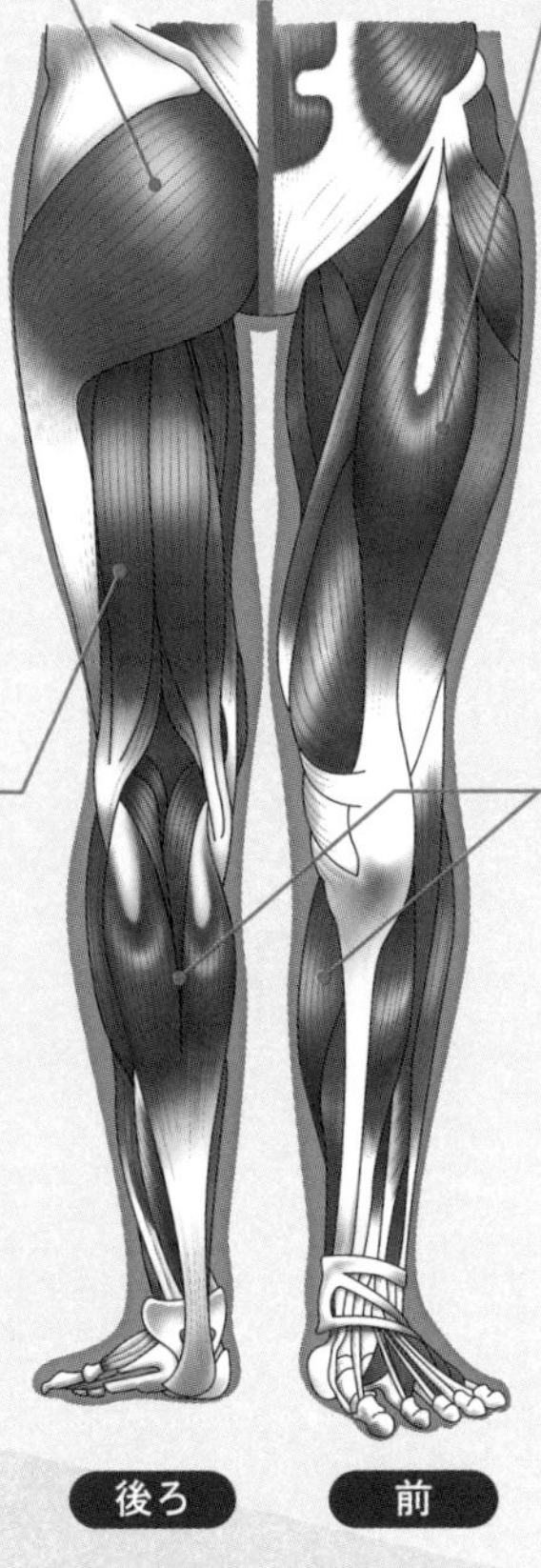

大殿筋

単一筋では最大の、お尻を形成する筋肉。立ったり座ったりするときに使われ、脂肪がたまりやすい筋肉のひとつです。

大腿四頭筋

太ももを構成する4つの筋肉（外側広筋、大腿直筋、中間広筋、内側広筋）の総称です。体の中で最大の体積を持っています。

ハムストリングス

太ももの裏側にあり、半膜様筋、半腱様筋、大腿二頭筋の総称です。膝を曲げたり、脚を後ろにふったりする動きに関わります。

ふくらはぎ

腓腹筋、ヒラメ筋などから成り、走ったり跳んだりするときに使う筋肉。特にヒラメ筋には脂肪がたまりやすいです。

内臓脂肪燃焼スロースクワット

内臓脂肪を落とすのに激しい運動は必要ありません。
体の中でも大きな筋肉が集中している下半身を鍛えるスクワットが
最も効果的な運動です。

1日
2セット
5回で1セット

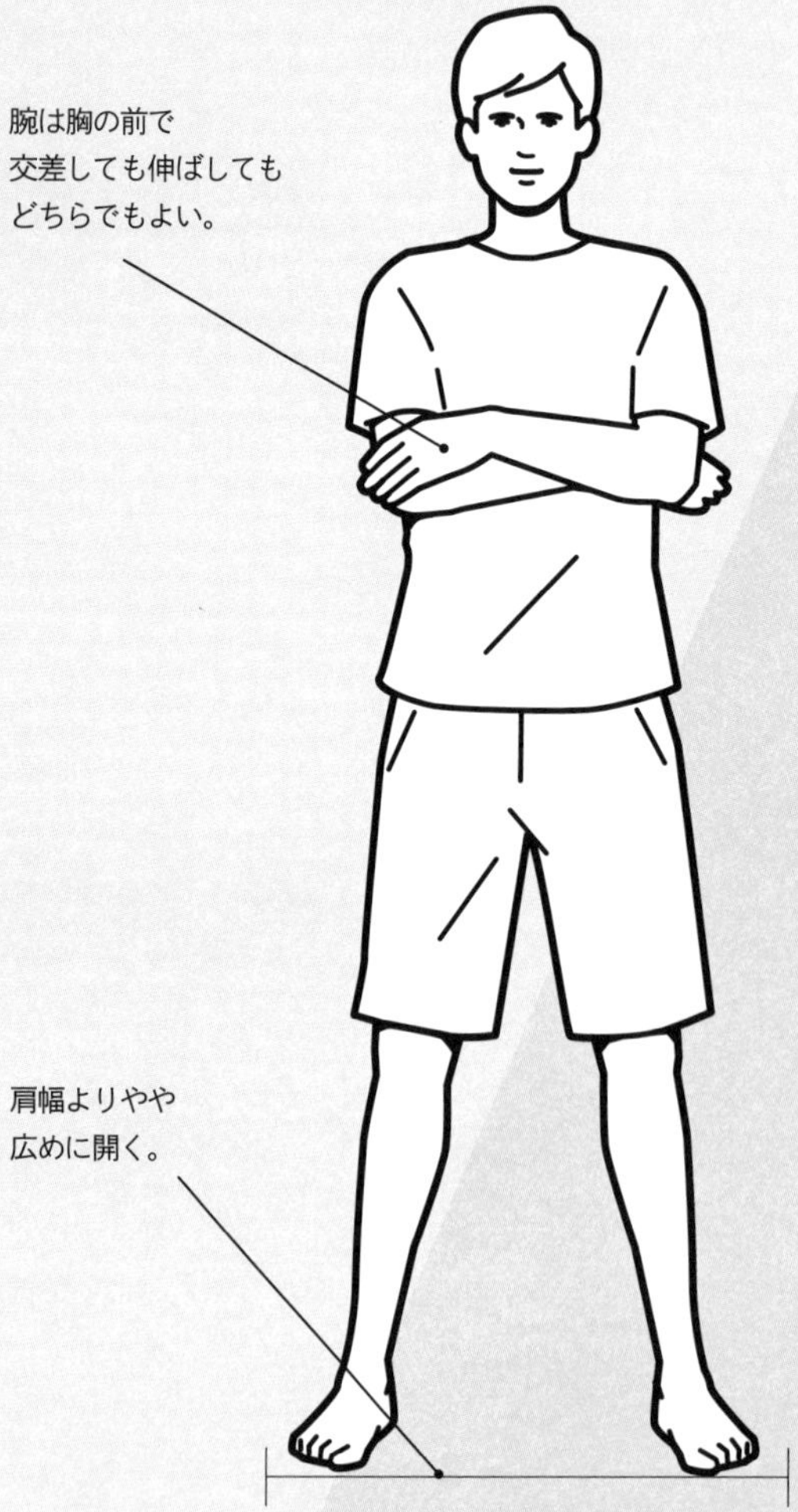
腕は胸の前で
交差しても伸ばしても
どちらでもよい。
肩幅よりやや
広めに開く。

« 1

両脚を肩幅より やや広めに開いて立つ

両脚を肩幅よりやや広めに開いて、背筋を伸ばしてまっすぐに立つ。

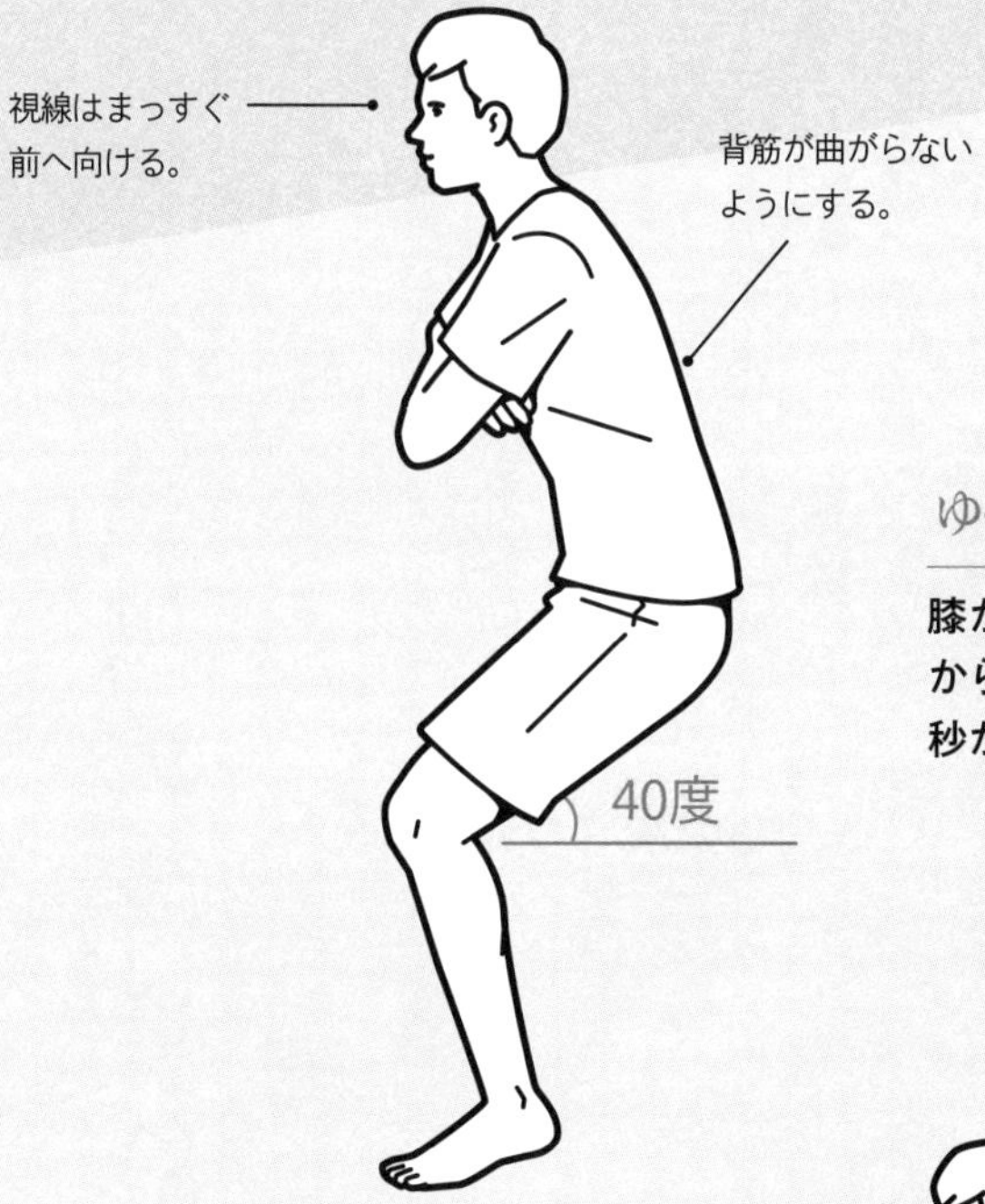
視線はまっすぐ
前へ向ける。
背筋が曲がらない
ようにする。
40度

« 2

ゆっくりと腰を下ろしていく

膝が40度になるように曲げ、口から息をゆっくり吐きながら5秒かけて腰を落としていく。

3 »

太ももと床が平行になるまで膝を曲げる

太ももが床と平行になる位置まで膝を曲げたら、息を吸いながら5秒かけて 2 の位置に戻る。2 と 3 を5回繰り返す。

※2から 3 に戻るときは、
膝は完全に伸ばさず
40度の角度にする。

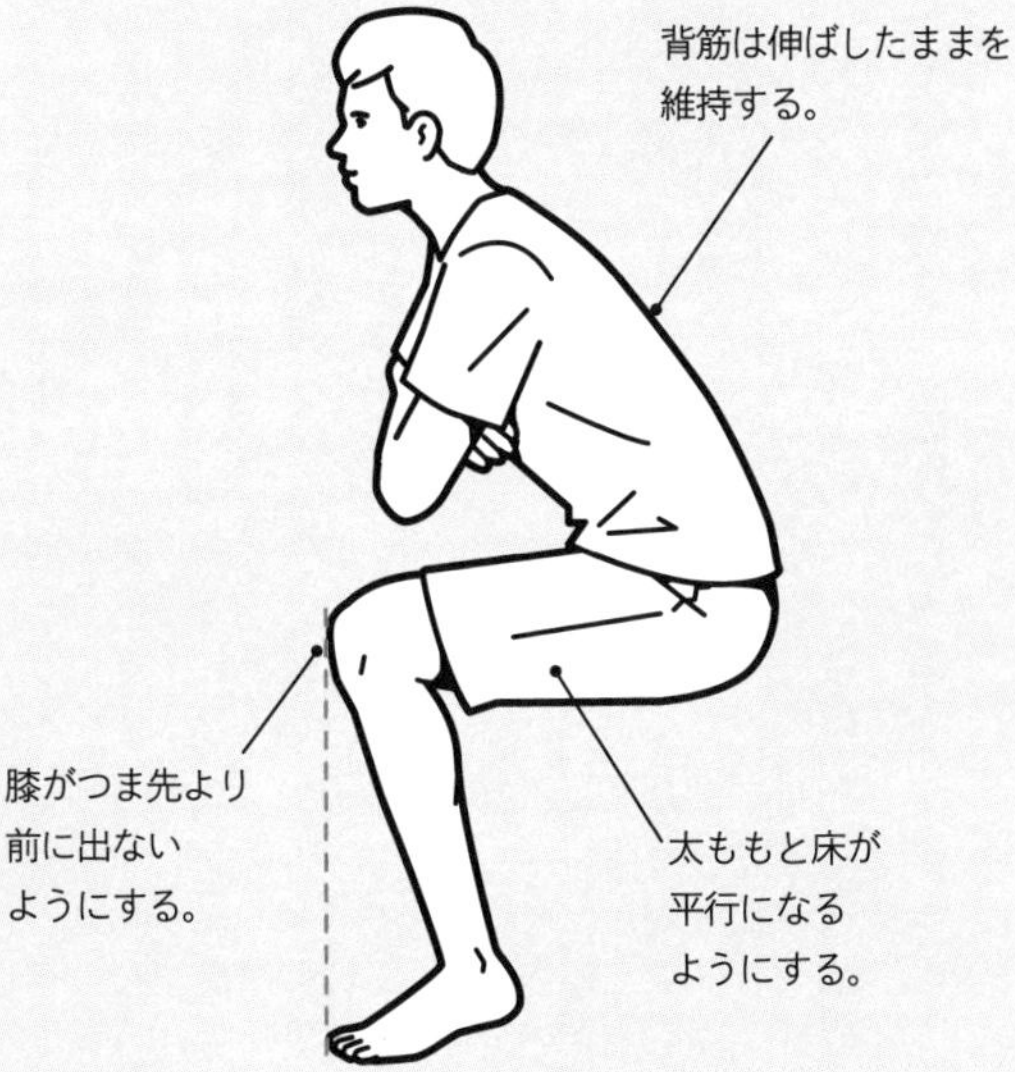
背筋は伸ばしたままを
維持する。
膝がつま先より
前に出ない
ようにする。
太ももと床が
平行になる
ようにする。

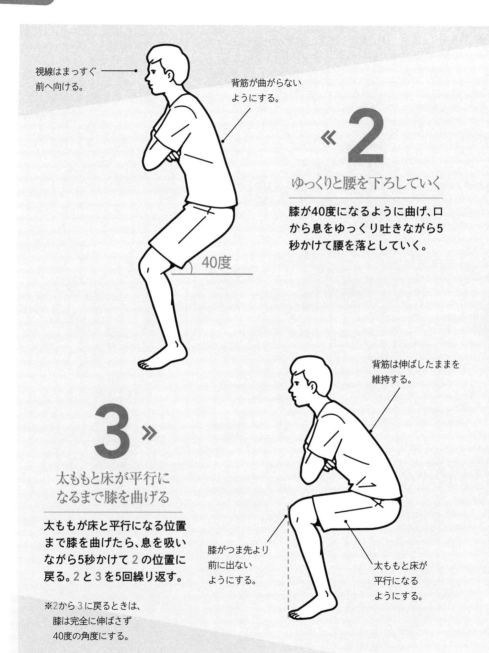

ストレスは内臓脂肪のもと

食欲を抑えるホルモンが減少する

人はストレスを受けるとそれに対抗するため、腎臓のそばにある副腎という臓器から「コルチゾール」というホルモンを分泌します。これは通称「ストレスホルモン」と呼ばれており、ストレスが強いほど分泌量が増えます。

コルチゾールの分泌量が増えると、食欲を抑制するホルモン「レプチン」の分泌量が低下します。食欲を抑えきれずに食べる量が増え、血糖値が上昇して脂肪がたまりやすくなります。

また、ストレスを受けた人体はそれに対抗するために**「アドレナリン」や「グルカゴン」といったホルモンも分泌し、血糖値を上昇**させます。その結果、とりわけお腹まわりに脂肪がたまりやすくなります。

ストレスがたまり過ぎると内臓脂肪が増えやすくなるだけでなく、神経症を引き起こすリスクも増加します。ストレスを完全になくすのは不可能なので、**うまくコントロールして軽減するのが大切**。体を動かす、趣味に没頭する、好きな音楽を聴いてリラックスする、など自分に合った対処法を見つけてください。

ちなみにストレスに負けないためにはアドレナリンの分泌が不可欠ですが、その合成にはビタミンCが欠かせません。キャベツやブロッコリー、トマトなど**ビタミンCが豊富で、かつ糖質量が少ない食材をこまめに食べる**ようにしましょう。

ストレスが太る原因に

ストレスがたまると、精神的な病気になってしまうばかりでなく、
太りやすい体質にもなってしまいます。健康のためにはもちろん、
痩せるためにもストレスコントロールが重要です。

コルチゾール

ストレスがかかると、それに対抗するために副腎から分泌されるホルモンで、ストレスホルモンとも呼ばれます。ストレスが強いほど多く分泌されます。

増加すると……

食べる量が多くなる！

食欲を抑えてくれる働きのあるホルモン、レプチンの分泌量が減り、食欲を抑制できず、食べる量が多くなってしまいます。

脂肪を蓄えやすくなる！

血糖値が上昇してしまい、脂肪を蓄えやすくなります。特にお腹まわりに脂肪がつきやすくなってしまいます。

心のサイン

・不安や緊張感が高まる
・ちょっとしたことで驚く
・気分が落ち込む
・やる気がなくなる
・人づきあいを避けるようになる

体のサイン

・肩こり、腰痛、頭痛などが出る
・寝つきが悪くなる
・食欲がなくなる、過食になる
・下痢や便秘をしやすくなる
・めまいや耳鳴りがする

出典:厚生労働省「こころもメンテしよう～若者を支えるメンタルヘルスサイト～」より作成

よい睡眠がすべてを解決する

睡眠不足で食欲が増す

寝不足になると食欲を抑えるホルモンである「レプチン」の分泌量が減少し、逆に食欲を高めるホルモンである「グレリン」の分泌量が増します。さらに慢性不眠症の人は血糖値を上昇させるホルモン「糖質コルチコイド」が過剰に分泌されることもわかっています。これらのことから内臓脂肪を増やさないためには、眠りが大切であることがわかります。

また睡眠中に放出されるホルモンは、傷ついた血管を修復し動脈硬化を防ぎます。肝臓も眠っている間は代謝活動や解毒作用が抑制されてリフレッシュされ、肝機能の向上が期待できます。逆に睡眠不足になると血液に老廃物がたまりやすくなり、ホルモンの分泌や代謝に異常が起きて脂質異常症や糖尿病などを招くことになります。

なお睡眠時間が極端に長いと自律神経やホルモンの分泌が乱れます。大人であれば7時間の睡眠時間が理想だといわれていますが、大事なのは長さではなく「質」です。

質のよい睡眠をとるためのコツは、まず寝る時間と起きる時間を毎日一定にすることです。また寝室は暗く静かにし、起きたら朝日を浴びて体のスイッチを入れましょう。テレビやパソコン、スマホは眠る1～2時間前には手ばなすことも大切。特にスマホなどのブルーライトは眠りを誘うホルモンを減少させます。

睡眠の質が悪いと太りやすくなる!?

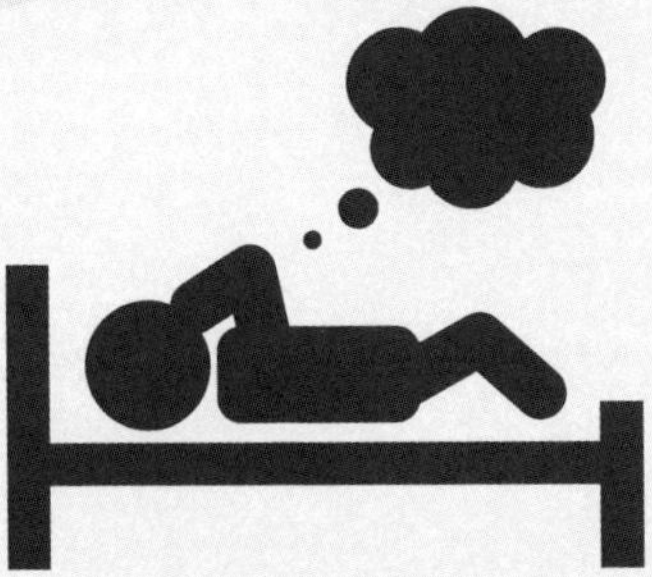

睡眠不足になると血液中に老廃物がたまりやすくなり、代謝やホルモンの分泌に異常が生じて脂質異常症や糖尿病を招くことに。また、睡眠が長過ぎると自律神経やホルモン分泌が乱れるため、質のよい睡眠を適度にとることが大切です。

よい睡眠のコツ

睡眠は時間よりも質を高めることが重要です。
ホルモンの分泌が正常に行われるだけでなく、
肝機能もリフレッシュして代謝がアップします。

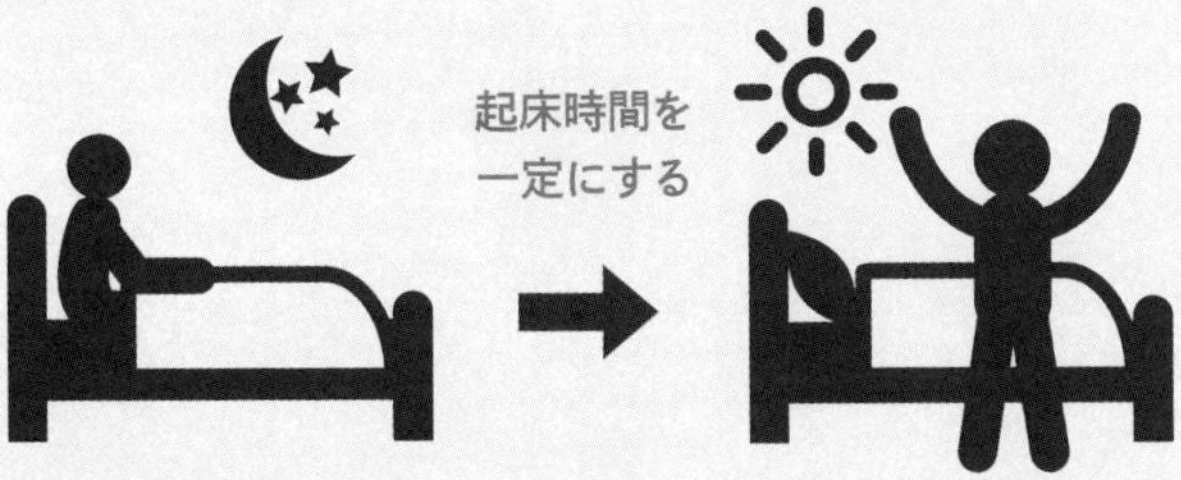

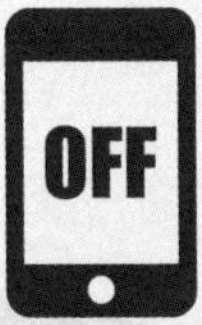

スマホ・テレビなどは
1〜2時間前にオフ

22〜24時頃に寝る

起きたら日光を浴びる

おわりに

いかがでしたか。実行、継続できそうでしょうか。

内臓脂肪を落とすコツを復習の意味を込めてこちらにまとめてみます。まず、糖質を控えること。カロリーではなく、糖質の量でしたね。〝ちょいオフ〟でOK！　糖質を極端に減らす必要などありません。今の1日の摂取量から約15％減らせばいいのです。その分、筋肉の原料であるたんぱく質を肉や卵で約15％増やすと効果的でしたね。

そしてよく噛んでゆっくり食べましょう。糖質の吸収を緩やかにし、血糖値の急上昇を防ぎます。血糖値が急に上がるとインスリンが大量にすい臓から分泌され、余分に出たものが糖質を中性脂肪につくり変えてしまうのです。ゆっくり食べるためには、食べ物を口に入れたら30回を目標に噛むようにしましょう。実は、よく噛むことが内臓脂肪撃退の一番の近道なので、ぜひ意識するようにしてください。

新型コロナウイルスの襲来でわが国の医療は大きな転換期に差しかかっています。長い間、〝病気になってから治療する〟という受身の医療が続いてきましたが、〝病気を未然に防ぐ〟予防医療の時代が幕開けを迎えました。つまり、「自分の健康は自分で管理して守る時代」になったのです。

人は、病気になって初めて健康のありがたさを知るといいますが、それでは遅い。健康は何にも代えがたい自己資本なのです。

本書を通じ、内臓脂肪を落とすコツをつかんでいただければ嬉しい限りです。

栗原クリニック東京・日本橋院長　栗原 毅

監修

栗原クリニック東京･日本橋院長　**栗原　毅（くりはら･たけし）**

1951年新潟県生まれ。北里大学医学部卒業。前東京女子医科大学教授、前慶應義塾大学特任教授。現在は栗原クリニック東京・日本橋院長を務める。日本肝臓学会専門医。治療だけでなく予防にも力を入れている。血液サラサラの提唱者のひとり。『眠れなくなるほど面白い　図解　肝臓の話』（日本文芸社）をはじめ、著書・監修書多数。

【参考文献】

『中性脂肪を自力でみるみる下げるコツ』（著者 栗原毅・河出書房新社）
『ズボラでも中性脂肪・コレステロールは下げられる！』（監修 栗原毅・宝島社）
『ズボラでもラクラク! 1週間で脂肪肝はスッキリよくなる』（著者 栗原毅・三笠書房）
『医者が教える 体にいい酒の飲み方』（監修 栗原毅ほか・宝島社）
『酒好き肝臓専門医が教えるカラダにいい飲み方』（著者 栗原毅・フォレスト出版）
※このほかにも、多くの書籍やWebサイトを参考にしております。

BOOK STAFF

編集　今井綾子　森田有紀（オフィスアビ）
編集協力　佐々木彩夏
イラスト　小田島カヨ（P119）、千野エー（P120-121）
装丁・デザイン　成富英俊　中多由香　益子航平　宮島薫（I'll products）
カバーイラスト　大下哲郎

眠《ねむ》れなくなるほど面白《おもしろ》い

図《ず》解《かい》 内《ない》臓《ぞう》脂《し》肪《ぼう》の話《はなし》

2021年 3 月10日　第 1 刷発行
2024年10月20日　第16刷発行

監修者　栗原《くりはら》 毅《たけし》
発行者　竹村　響
印刷・製本所　株式会社 光邦
発行所　株式会社日本文芸社
〒100-0003
東京都千代田区一ツ橋1-1-1 パレスサイドビル8F

乱丁・落丁などの不良品、内容に関するお問い合わせは
小社ウェブサイトお問い合わせフォームまでお願いいたします。
ウェブサイト　https://www.nihonbungeisha.co.jp/

Printed in Japan　112210225-112241007Ⓝ16（300045）
ISBN 978-4-537-21875-6

編集担当：上原